Pergunte a uma Mulher

Pergunte A UMA Mulher

Luiza Costa Gonçalves

Sexo e relacionamento: sem machismo, feminismo e estereótipos

Coordenação Editorial	**Silvia Vasconcelos**
Preparação	**Project Nine**
Ilustração	**Thiago Sihvenger**
Foto da autora	**Rodrigo Torrezan**
Projeto gráfico e Diagramação	**Project Nine**
Composição de capa	**Project Nine**
Revisão	**Cirlene Doretto**

Texto de acordo com as normas do Novo Acordo Ortográfico da Língua Portuguesa (Decreto Legislativo nº 54, de 1995)

Dados Internacionais de Catalogação na Publicação (CIP)
(Câmara Brasileira do Livro, SP, Brasil)

Costa, Luiza
Pergunte a uma mulher / Luiza Costa. -- Carapicuiba, SP : Pandorga Editora e Produtora, 2014.

1. Homem-mulher - Relacionamento 2. Mulheres - Comportamento 3. Mulheres - Psicologia I. Título.

14-04568 CDD-155.633

Índices para catálogo sistemático:
1. Mulheres : Psicologia 155.633

2014
IMPRESSO NO BRASIL
PRINTED IN BRAZIL
DIREITOS CEDIDOS PARA ESTA EDIÇÃO À
EDITORA PANDORGA
Avenida São Camilo, 899
CEP 06709-150 - Granja Viana - Cotia - SP
Tel. (11) 4612-6404
www.editorapandorga.com.br

SUMÁRIO

COMPORTAMENTO

Por que é tão difícil encontrar uma mulher puta na cama e dama na sociedade? 15

Cinco dicas para sentir menos ciúmes 19

Se somos polígamos, por que ser fiel?! 22

A síndrome do homem papudo: Será que só a promessa convence? 26

Por que as mulheres não transam de primeira? 30

Cafajestes: por que os homens acreditam e as mulheres compram tanto essa fórmula? 34

O FANTASMA DOS EX-AMORES

Como enfrentar a separação? 43

Não consigo esquecer meu ex! 47

Meu amor é meu amante: como esquecê-lo? 51

Dicas para esquecer o ex 56

CONQUISTA

Moeda de troca 64

Dicas para não passar o resto da vida encalhado(a)! 69

Dicas para engatar e manter um bom papo 73

Você costuma ter muitas paqueras virtuais? Cuidado que nem tudo que reluz é ouro! 79

Dicas para mandar bem no primeiro encontro........................ 84

Não troque sexo por uma conta paga:
troque por tesão e vontade vindas de ambas as partes! 88

Saiba como dar um fora em alguém que você não
quer mais ter por perto...93

O que faz as pessoas não quererem assumir
um namoro sério com você?! 96

Coisas que quem quer reconquistar deveria saber 99

SEXO

Homens viciados em pornô: o grande problema nisso 105

Como devo proceder para enfim poder
transar sem camisinha? 113

Mulher que não chega ao orgasmo?
Cuidado, isso pode ser cultural!..117

Como chegar ao orgasmo...124

Homens que ajudam no lar têm mais sexo garantido!..........128

O que faz uma pessoa perder o desejo sexual por mim?........131

Você tem dúvidas para saber se o amor acabou?
Confira os sintomas que vêm quando isso acontece! 135

Um maior esclarecimento antes de tomar qualquer decisão.
Afinal de contas: o que é amor de verdade?.......................... 138

TRAIÇÃO

Dicas para saber se a pessoa que você paquera
tem outra pessoa..147

O que leva uma mulher a trair? 151

Fui traído: e agora? Dicas para ser um corno mais feliz ou, pelo menos, menos triste! 154

Quando contar ou não sobre uma traição? 158

E aí que você não se aguentou ou não pensou direito e resolveu enfeitar a cabeça do seu parceiro com dois galhinhos........ 160

Quero perdoar, mas não consigo! 164

FETICHES

O homem que gosta de usar calcinhas femininas, que gosta de dar o fiofó e similares. Ele é gay por isso? 174

Como saber se vale a pena realizar os seus fetiches?........ 177

Tenho medo de não realizar os fetiches e o meu parceiro procurar fora! 183

PARA CASAIS

Você não consegue conversar, dialogar, enfim, se entender com o seu parceiro? 191

Dicas para preservar um bom relacionamento........ 194

Qual é a melhor maneira de lidar com os filhos vindos de relacionamentos distintos? 198

Conservar amigos e o seu relacionamento? Algo plenamente possível! 201

UM TRATO NA AUTOESTIMA E NO SOCIAL

Cuidado quando dizem para se amar em primeiro lugar, isso pode ser só uma forma de ficar sozinho 209

Dicas para levantar a autoestima 213

Dicas para sentir menos insegurança 217
Dicas para superar a timidez 220

SÓ PARA CALCINHAS

A modinha da mulher descolada e moderna:
não tem nada mais cafona do que isso.................................. 227
O que os homens esperam de uma mulher na cama? 231
Como saber se o homem que estou a fim na verdade só está me enrolando e não quer nada sério comigo? 235

SÓ PARA CUECAS

Ei, acorda! Você não está sozinho porque é feio ou pobre! 245
Um fetiche masculino que se você não tiver,
provavelmente ficará chocado com quem tem 250
O que uma mulher espera de um homem na cama? 261
Como chegar em uma mulher no meio da rua?! 266
Um esclarecimento sobre a friendzone 269

MUITA INFORMAÇÃO PARA A SUA CABEÇA? ALGUMAS CRÍTICAS? UM TEXTO CONCLUSIVO PARA ESTE LIVRO

Aceitar bem as críticas é a melhor forma de ser feliz............ 275

Introdução

Sempre achei uma chatice essa história de clube da Luluzinha e do Bolinha. Nunca entendia por que tinha que ter tanta estereotipagem e etiqueta sobre os comportamentos de cada gênero: "Você gosta que o homem pague a conta? Então, você é machista", "Você não gosta que o homem pague a conta? Então, você é feminista". Nunca quis fazer um blog que defenda uma causa cega, pois como o próprio nome já diz: isso cega! Ao mesmo tempo, sempre acreditei que todos nós precisamos de ajuda e isso independe do quão durão você seja.

Você que está lendo esse livro agora pode pensar: "isso é livro de mulherzinha, eu não leio esse tipo de livro", mas acredite, você lê, sim! Torço para que você leia escondido. Mas se não ler de verdade, lanço o desafio de começar a ler a partir de hoje.

Não importa se você é hétero, gay, lésbica, ou bi: você sonha o mesmo sonho de todo mundo, que é ser feliz, de preferência, ao lado de alguém. Porém, para ser feliz e fazer o outro feliz, é necessário conhecimento de causa, é necessário até mesmo entrar na vida do outro, aquela vida que você nunca viveu.

E é justamente aí que entra a causa primeira deste livro. Aqui, eu tento refletir sobre temas que considero importantes na vida de todos nós: namoro, sexo, conquista, fetiches (alguns você vai achar bem bizarros, eu sei!), e mais tudo aquilo que qualquer pessoa se interessaria. O objetivo final é um guia prático com dicas e textos reflexivos com os temas mais procurados sobre relacionamentos e que tirará dúvidas a respeito de coisas que você gostaria de perguntar, mas não sabia onde encontrar.

Pois bem, o destino não funciona ao contrário e não é à toa que você está aqui =).

Ressalto que, em sua maior parte, esta obra funciona para ambos os sexos, tirando a parte final onde destaquei uma área destinada apenas aos homens e outra área destinada apenas às mulheres. Assim, ainda que em alguns textos eu use mais um gênero em detrimento do outro, a mensagem final vale para ambos os sexos, até porque as dicas e reflexões são para pessoas, e não para o clube do Bolinha ou da Luluzinha.

O blog *Pergunte a uma Mulher* sempre contou com um público misto, e neste livro faço questão de preservar essa característica. Só peço cuidado para em caso de você ser um homem, saber se adaptar nos textos femininos, e vice-versa, pois como disse, a grande maior parte das dicas funciona para as pessoas, não para os gêneros.

Também sei que você deve estar muito atarefado, quem sabe esperando para pegar o próximo ônibus ou metrô. Justamente por saber das suas dificuldades, tentarei fazer isso da forma mais útil, informativa e didática possível para que você saia daqui sabendo mais sobre um mundo que ultrapassa o seu, e claro, por que não, sabendo ainda mais sobre o que você já sabe. Sempre tem uma forma a mais de conquistar, fazer um sexo gostoso, encarar os seus fetiches e se relacionar melhor com o seu parceiro.

Só não se esqueça de antes de se jogar nesta leitura, abrir um pouco mais a sua cabeça.

Para os meus queridos leitores uma palavra a mais: obrigada pelo tempo de vocês e obrigada por terem feito o blog *Pergunte a uma Mulher* crescer tanto que inspirou este livro, que é parte do blog, parte inédita, e muitas vezes reescrito e aprofundado, com novos toques e cores, feito com a pretensão de ser útil. Espero que vocês gostem e guardem esta obra com muito carinho, como prova do dia em que a minha vida fez parte da vida de vocês.

Para os meus novos leitores: será um prazer ter vocês em minha vida. A casa aqui é grande e adora receber visitas, principalmente quando elas ficam. Pegue o seu café e se acomode, porque agora vamos desvendar tudo e mais um pouco sobre o que sei que você gostaria de saber: seja para se informar, para aprender, para rir, e para o que mais for de útil para que você possa fazer da sua passagem aqui na Terra uma viagem um pouco mais tranquila.

Luiza

COMPORTAMENTO

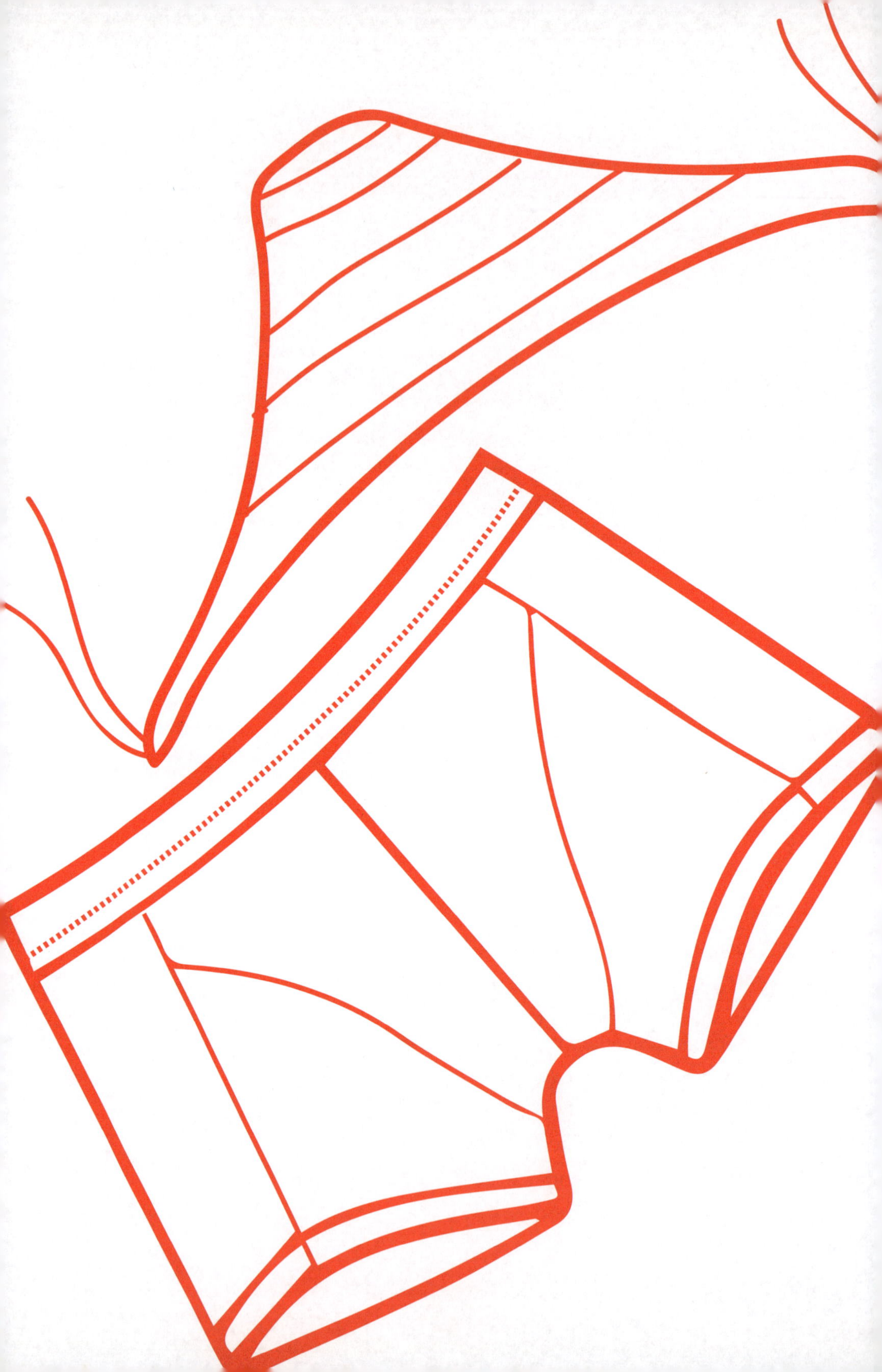

Por que é tão difícil encontrar uma mulher puta na cama e dama na sociedade?

Começo o primeiro parágrafo da mesma forma que fiz no texto "Homens cafajestes: de onde é que eles vieram?", mas que dava a versão masculina, eis o lado feminino sobre a mesma moeda.

Quem é que já não está careca de ouvir aquela frase que diz "Ninguém presta", ou "está difícil encontrar alguém compatível com os meus interesses"? O que mais vemos hoje em dia são pessoas desesperançosas com o amor, e é bem nessa hora em que pergunto: SERÁ QUE VOCÊ NÃO ESTÁ SENDO VÍTIMA DAS SUAS PRÓPRIAS ESCOLHAS?

Ok, dada a versão possível do porquê de muitas mulheres terem dificuldade em encontrar "o par perfeito", vou falar sobre o que considero um dos maiores problemas dos homens que passam por esse mesmo problema. PEÇO PERDÃO PARA AS EXCEÇÕES e parto para a regra representada por aqueles homens que costumam levar a sério a máxima que diz que "puta a gente come fora, mas casar de papel passado, é só com mulher direita".

Nada contra "as mulheres direitas", porém, o que acontece é que "mulher direita", na visão de muitos desses homens costuma carregar atributos que depois do casamento eles mesmos consideram grandes defeitos. Estes se casam com elas, assumem, têm filhos, apresentam para a família e inclusive as incentivam a serem "mulheres recatadas", até porque vai que elas aprendem a sensualizar demais e acabam dando para outros? RSRS.

"Os meus parabéns para aqueles que têm ou são uma puta na cama e uma dama na sociedade. Vocês que já entenderam a lógica, não precisam ler este texto, já os que ainda não são ou não têm, eis aqui uma possível explicação para esse problema que assola tanto os relacionamentos."

Porém, passados alguns anos de casamento, ESTES MESMOS HOMENS QUE AS ENSINARAM A SEREM DAMAS DE FAMÍLIA, COMEÇAM A RECLAMAR QUE ESSAS NÃO USAM MUITO DA SENSUALIDADE, NÃO INOVAM NA CAMA, ISSO QUANDO QUEREM TRANSAR! Também falam que elas se preocupam demais com os filhos, se esquecem deles e que "são certinhas até demais". ISSO QUANDO ALGUNS DELES NÃO USAM ISSO COMO DESCULPA PARA TRAIR COM AS "PUTAS", PORQUE AFINAL DE CONTAS: "A MULHER DELES NÃO DÁ NO CORO E ELES PRECISAM DE SEXO"!

Mas peraí, será que essa mulher realmente não dá no coro ou FAZ ASSIM POR PENSAR QUE SE ELA FOR DIFERENTE DISSO ELE VAI ACHAR QUE "ELA É UMA QUALQUER"?

Sem contar que se o homem não quer que ela "se pareça com uma puta" fica difícil ela desabrochar, até porque às vezes precisamos de inspiração, nem que seja para usar apenas com "nosso homem entre quatro paredes", RSRS. Só que o problema é que, infelizmente, no fundo, muito homem ainda não acredita que ela pode ser a putinha particular dele e de mais ninguém. Assim ele não consegue – ou não tem coragem – de investir nisso, quer que ela descubra tudo sozinha e vire uma safadona só quando ele quiser que assim seja, como se tivesse um botão "liga e desliga, safada".

É CLARO QUE MUITA GENTE VAI DIZER (E COM TODA RAZÃO) QUE NÃO TEM NECESSIDADE DELA SER UMA SAFADONA TODO O TEMPO, QUE ELA PODE SENTIR O "CLIMA DO MOMENTO" E POR PRÓPRIO BOM SENSO SER – OU NÃO SER – SAFADA. Porém, infelizmente, não é toda mulher que consegue ter essa percepção sobre quando começar e quando parar a "putaria" com o maridão. O resultado disso? Na dúvida, muitas simplesmente não começam!

Aqui entra uma hipótese: será que esse homem que reclama muito "das vadias" não acaba fazendo com que sua mulher não consiga levar esse lado puta apenas para a cama (que é o que muitos querem), por achar que isso não combina com o lado dama que ela tem que ser em 99% do tempo e que ele predominantemente mais elogia? Sim, porque convenhamos que a grande maioria dos homens só elogia "as putas" quando é para falar sobre sexo, e se muita mulher entende mais "a linguagem social" do que "a linguagem do sexo" (heranças do machismo?), é claro que a segunda opção pode virar grego RSRS.

ASSIM, POR UMA MÁ COMPREENSÃO OU FALTA DE CONVENCIMENTO DO HOMEM EM PROVAR QUE ELE REALMENTE QUER E GOSTA DESSE LADO SAFADO, A MULHER ACABA SE MOSTRANDO SANTA ATÉ DEMAIS, INCLUSIVE COM O INTUITO DE NÃO SER DISCRIMINADA POR ELE, PESSOA QUE ELA AMA E QUER TER SEMPRE POR PERTO. Sim, se ela o ama, nada mais previsível do que ela achar que a atitude ideal é o que ela entendeu disso tudo, e não o que ele quer que ela entenda.

Recapitulando: como eles dizem gostar muito mais das moças de família do que das putas, nem sempre é fácil se lembrar que isso só não vale para a hora do sexo (e do filme pornô RSRS)! Nisso nem precisa dizer que muitas mulheres acabam colocando tudo em um pacote só, também chamado do pacote do 8 ou do 80.

Um exemplo figurativo: nem sempre é fácil ficar um dia inteiro sem poder falar palavrão e na cama ter que se lembrar de falar "nossa amor, que p** gostoso!!!". Ok, o exemplo foi chulo, mas foi só para falar que, muitas vezes, NATURALIDADE COMPORTAMENTAL É IGUAL MATEMÁTICA: TEM QUE TREINAR MUITO PORQUE SE SÓ FIZER UM CÁLCULO UMA VEZ POR SEMANA NÃO APRENDE DIREITO.

Chegamos a uma associação curiosa: a mulher querer parecer santa – muitas vezes mais do que ela de fato é – acaba entrando na mesma lógica do homem querer ser (ou parecer?) cafajeste – muitas vezes mais do que ele também realmente é: POR ACHAR QUE ASSIM ATRAI MAIS!

No final das contas, por mais que "paguemos" de seres de extrema personalidade, todos nós queremos ser amados, e se o preço for entrar em conceitos sociais do que "é ou não atraente em cada gênero", nós entramos neles. E é lógico que nem sempre isso acontece de forma consciente...

A conclusão é simples: constantemente DEIXAMOS DE SER QUEM REALMENTE SOMOS PARA TENTAR CONQUISTAR QUEM AMAMOS E ACABAMOS POR INCORPORAR HÁBITOS CULTURAIS E SOCIAIS PELO SIMPLES FATO DE QUERERMOS SER ACEITOS.

Tudo isso corre para uma só verdade: queremos ser amados em maiúsculo! Se o esperado é que os "homens sejam machos" e as "mulheres sejam para casar" eis aí o que encontramos para a nossa vida: relacionamentos tediosos porque AS MULHERES NÃO PODEM – OU AINDA NÃO APRENDERAM – A SE EQUILIBRAR COM AS PUTAS E PORQUE OS "MACHOS" NÃO PODEM – OU NÃO QUEREM – SE EQUILIBRAR COM OS ROMÂNTICOS COM O MEDO DE SEREM VISTOS COMO "TROUXAS" E ACABAREM SENDO MENOS DESEJADOS POR ISSO.

O mais irônico disso tudo é que boa parte da chatice dos relacionamentos é culpa de nós mesmos, porque no dia em que nós nos permitirmos conhecer o outro POR INTEIRO, com certeza reclamaremos menos de relacionamentos comuns e tediosos. Como não ser monótono se a gente só pode ser "um" a vida inteira e se esse "um" é igual a todos os outros que também querem agradar e são "vítimas" desses estereótipos que nós mesmos criamos?

No fim, voltamos àquela mesma frase inicial: SERÁ QUE NÃO SOMOS VÍTIMAS DAS NOSSAS PRÓPRIAS ESCOLHAS?

Cinco dicas para sentir menos ciúmes

Você já viu um ciumento admitindo sentir ciúmes? Eu nunca vi! Porém, sejamos sinceros: um pouquinho de ciúmes faz bem para a relação, nos faz sentir amados e importantes, visto que o ciúme nada mais é do que o medo que a pessoa tem de nos perder. Contudo, se você é o ciumento da vez, tome cuidado com o ciúme exagerado que, em vez de ser um charme, só afastará as pessoas de você.

Enfim, se você quer melhorar esse sentimento que por muitas vezes parece dominá-lo e faz com que você definitivamente não seja mais você, veja algumas dicas para passar por cima disso:

Escolha bem o parceiro: Se você já tem o DNA do inseguro, nada de ir atrás de gente bonita demais, popular demais e afins (malandrinhos e malandrinhas, então, nem se fale...). Gente assim costuma ter muita badalação em volta e, se você é ciumento demais, dificilmente conseguirá sair psicologicamente bem dessa. SE NÃO TIVER JEITO E VOCÊ JÁ ESTIVER COM UM COMPANHEIRO "SUPERACESSADO", tente fazer algo para aumentar a sua segurança e você se sentir mais ao nível dele – aqui vale arrumar um bom emprego, academia, terapia ou o que for necessário para fazê-lo se sentir melhor e mais feliz consigo mesmo e, consequentemente, pegar menos no pé do outro!

Obs.: Tal como explicado no prefácio (mas eu explico aqui de novo porque sei que tem uns danadinhos que nunca leem essa parte e já pulam para o livro!), com exceção da parte final do livro que está mais focada só para calcinhas, ou só para cuecas, este, bem como a grande maioria dos textos deste livro, tem um conteúdo unissex. Assim, conto com a sua colaboração ao ver um sexo em detrimento do outro, saber que o conselho final vale para pessoas, não para gêneros em específico. Estamos combinados?!

Arrume o que fazer: Todo mundo sabe que mente vazia é a oficina do diabo. Assim, se você tira o dia todo apenas para ficar pensando no que ele está fazendo, com quem está falando, por que não ligou até agora e coisas afins, você certamente ficará doida e acabará emparedando ele, que pode muito bem (e com razão) achar você uma chata. Assim, nada de ficar desocupada porque certamente você tem muita coisa para fazer da vida, ou você quer deixar que ela passe em branco enquanto você paga de detetive de uma vida que nem é sua? Vá ouvir música, cuidar do jardim, escreva aquele livro que você tanto quis (olha eu aqui, podia estar cuidando da vida dos outros, mas não, estou escrevendo este projeto, mesmo morrendo de fome agora! RS), faça um favor para a sua avó, SEJA ÚTIL PARA ALGUÉM. FAÇA QUALQUER COISA, NEM QUE SEJA ESTUDAR MATEMÁTICA (NÃO, MATEMÁTICA NÃO, NÉ?!), SÓ NÃO VÁ DAR UMA DE BISBILHOTEIRA! Fora que, além de fazer bem para você e para sua autoestima, seu companheiro e até mesmo outras pessoas lhe acharão mais interessante agora que você terá muita história para contar! Aproveitar esse "arrumar o que fazer" e trilhar uma história de superação não seria nada mal, né? Já pensou, "nesse arrumar serviço" você não entra para a academia e perde aquela pochete imensa que você está falando há anos que vai perder, mas não perde de tanto que você fica ansiosa comendo chocolate e cuidando da vida dos outros?

Tente não pensar muito: Não perca o seu tempo bancando a adivinha que contabiliza em pensamento todos os passos que ele pode estar tomando naquele exato momento, porque se na pior das hipóteses ele de fato estiver com outra, se matar por isso não mudará nada e só trará dor em dobro: por sua cabeça que será sugada pela neurose e pelo chifre que você levou; e depois, ele vai continuar lá no bem bom do mesmo jeito. Ou você acha que a sua síncope mental vai atingir o peru dele que não vai mais conseguir levantar por outra só porque você está preocupadinha? SE VOCÊ FOI TRAÍDA, TERMINE E PRONTO. Não é porque você levou enfeite na cabeça que sua vida terminará. Você também pode optar por perdoar o chifre (vai, corno!), só não vale ficar neurótica e atrapalhar a vida do outro por isso. Se perdoou está perdoado, se não, termine para não ficar se matando aos poucos. Deixe para se preocupar apenas quando for realmente necessário e com base em fatos reais. Diminuirá pela metade os seus problemas, pode apostar.

Faça amigos: Não tem coisa pior na vida de um ciumento do que viver apenas ele e o parceiro sem ter uma vida social ativa. Ter amigos significa que você terá mais gente para se preocupar, mais pessoas para cuidar e conversar e, consequentemente, isso significa que você terá o seu tempo, bem como neuroses mais uma vez divididas, o que com certeza fará com que falte tempo para devaneios negativos, que podem inclusive corroer o seu relacionamento. "Fulana, seu marido acabou de sair de casa." "Peraí que estou muito ocupada terminando um trabalho aqui e depois ainda tenho que ligar para a minha mãe que fiquei de retornar." Demais, não?! Sem contar que depois dessa não duvido nada que ele chegue em casa com dois sacos de pães e um pedaço de torta na mão enquanto você nem teve tempo de devanear que a ida à padaria era uma ida ao bordel!

Não queira ser sempre o centro das atenções: Pode ser triste para muitos, mas a vida não gira apenas em torno de você e do seu romance. Às vezes, as pessoas precisam de um tempo para ficarem sozinhas, encontrar com os amigos, e até mesmo para trabalhar. Não leve tudo para o lado pessoal pensando que quando ele não está com você é porque está aprontando. Nem sempre ele terá 100% da cabeça voltada para você, e nem por isso você será menos amada. Na verdade, às vezes é até bom deixar que ele se distraia um pouco e pense "nossa que lugar mais chato sem fulaninha aqui". É bom se ausentar para fazer falta, compreende? Mas é claro que tudo tem os seus limites e as suas regras, porque se ele abusar demais aí é porque é palhaço mesmo e já dá para você mandar ele viajar para se divertir sem passagem de volta.

> **Lembre-se** que ciúmes é que nem açúcar: é gostoso e quando não tem, você até sente falta, mas se exceder demais já dificulta a digestão.

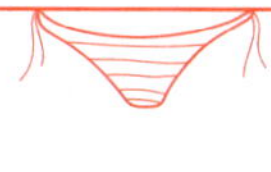

Se somos polígamos, por que ser fiel?!

Ouvimos poucas teorias do "quando se ama, uma só pessoa basta" em detrimento de mil outras teorias que dizem que o ser humano não é monogâmico, e que a monogamia acontece apenas devido a uma pressão social. Supondo que essa segunda afirmação fizesse mais parte da nossa realidade e que o ser humano teria a capacidade inerente de sentir desejo por (vários?) outros seres humanos, QUAL SERIA A VANTAGEM DE SER MONOGÂMICO? SERIA UM FARDO ETERNO, UMA PRISÃO DOS HORMÔNIOS E DO DESEJO?

Às vezes, desconfio de que estamos chegando cada vez mais próximos do mundo animal, deem a isso a conotação positiva ou negativa que quiserem: queremos transar porque temos vontade, queremos roçar porque temos vontade, queremos beijar porque temos vontade, e para ser mais exata, constantemente queremos até mais do que isso, para muitos, não basta apenas transar, tem que transar com mais de um, tem que fazer swing, e se não quiser algo tão ousado, tem que experimentar pelo menos uma meia dúzia de experiências que fogem do básico e que nos proporcionem um prazer que nós, apenas por nós mesmos, não poderíamos nos dar – pelo menos não da mesma forma.

Este texto é dedicado aos que querem ser poligâmicos assumidos, ou seja, que pretendem levar uma vida dupla, tripla, ou seja lá o que for de forma assumida. Para os que têm amante e dão uma escapadinha, esqueça, vocês não são poligâmicos, mas sim, sem vergonha mesmo.

Um vibrador talvez? Sei lá, não cansa a mão, não pega doença, gira e faz mais do que um p** normal costuma fazer. Se bem que, apesar das maravilhas, esse objeto nem é tão quentinho, e não tem a "química" do original, então por que não transar por um buraco, enquanto enfiamos um objeto pelo outro. "Quanto mais e mais intenso melhor!!", essa é a ideologia de vida de muitos. Estamos em uma época em que provar tudo mostra que não somos caretas, que somos ousados e entendedores "da putaria toda". MAS E VOCÊ? VOCÊ PRECISA MESMO SEGUIR ALGUMA MODA? A PROPÓSITO, TEM COISA MAIS FORA DE MODA DO QUE SEMPRE TER QUE SEGUIR ALGUMA MODA?

E se a pessoa não gostar de ficar só nos objetos? Bem, aí muitas acabam procurando por outras pessoas, outros ambientes, outras coisas, enfim, algo do "outro" que expresse que o ser instintivo dela não nasceu para ficar apenas com uma pessoa. Ah, também serve outros beijos, porque ficar só no beijinho pode ser mais tentador do que o próprio sexo. Pareceu exagero? Acho que não.

SE A MODA É PROVAR DE TUDO SEM PRECONCEITO(S), NÃO É DE SE ESPANTAR QUE A CONDIÇÃO MONOGÂMICA SEJA CADA VEZ MAIS QUESTIONADA. MAS E AÍ? ELA É MESMO A VILÃ? SERÁ QUE ELA VIROU O GRANDE BICHO PAPÃO DE QUEM QUER TER UMA VIDA SEXUAL PLENA E MODERNOSA, QUE HOJE EM DIA É (QUASE QUE) SINÔNIMO DE POLIGAMIA?

Pode até ser, mas o problema é que acontece o que me canso de dizer: SOMOS ANIMAIS, SIM, MAS TAMBÉM SOMOS SERES RACIONAIS, e a depender do que você faz, o seu corpo até gosta, mas a sua consciência o pune, pois apesar do novo mundo gritar por uma coisa, a sua consciência nem sempre acompanha essa "evolução" toda. Se tudo é novo e muda o tempo todo, muitas vezes você se sente como a sua vó que até tenta usar o computador do netinho porque sabe que isso é coisa de gente antenada, mas nem sempre processa tudo o que faz com ele.

Os males de ser monogâmico todo mundo já sabe, mas só para relembrar citarei alguns: você tem apenas um parceiro sexual, fica com o cardápio limitado, não pode sair na hora que quer, tampouco fazer o que bem entender, porque por mais que o seu parceiro seja cabeça aberta e liberal, tem coisas que você não pode fazer por estar em um relacionamento fechado e por questão de bom senso. Ok, isso todo mundo já sabe, mas parece que os benefícios pouca gente parou para pensar.

> Ainda que sentir-se atraído por mais de uma pessoa no decorrer da vida possa fazer parte da condição humana, não nos limitamos apenas a isso, mesmo o sexo estando em alta, queremos e precisamos de mais do que ele para (sobre)viver.

Queremos construir uma vida, ter uma casa, ter filhos(?), queremos nos dar bem na profissão, e por mais que neguemos, queremos alguém que nos ame, e nos ame muito. De preferência, sem divisão de amor: ou alguém aqui vai se apresentar e dizer "eu sou o desapegado em extinção!", "Eu a amo, mas pode pegar que eu não ligo! Nem vou ter medo de perder para você e ela nunca mais querer voltar para casa!"?! Sério, por mais liberal que você seja, você sente medo de perder o que você ama e, querendo ou não, ainda que não seja uma garantia plena, a monogamia é uma forma de ao menos tentar frear isso. Não se trata de prisão, se trata de não dar chance para o azar.

Ainda que todo mundo queira ser moderno e ainda que fosse verdade que o ser humano nasceu para ser poligâmico, não sei se a maioria de nós tem o grau de desapego suficiente para pregar essa teoria sem sofrer depois.

Se o sexo é o nosso carro chefe do prazer, ele também precisa da estrada para rodar e, por que não, de uma boa companhia para conversar durante o trajeto? A companhia também pode ser mais de uma, mas sabemos que quanto mais gente, mais difícil é dividir o mesmo espaço, pelo simples fato de que todo mundo quer "a sua fatia do bolo". E é aí que começa o primeiro desafio em optar por não ser monogâmico: lidar com pessoas que, mesmo na aventura, e até mesmo por um dia, podem até lhe trazer um prazer, mas como tudo na vida tem o seu respectivo efeito colateral. "Quanto mais melhor" ou "Quanto mais, mais dor de cabeça"?

Por mais que a gente queira dividir, na prática isso nem sempre é possível. E ainda que fosse, se não for você, o outro acaba tendo uma chance a mais de acabar se machucando, e já sabemos que não cabem muitos galos e nem muitas galinhas em um mesmo galinheiro. "Ah, mas eu vivo apenas com uma pessoa e temos um monte de problemas, às vezes tenho vontade de desanuviar". Pois é, você já está atolado de problemas (e de contas para pagar) com uma só, imagina se fosse mais de uma? Brincadeiras à parte, acredito que SE VOCÊ "COMBINOU E ASSINOU O CONTRATO" DE FICAR COM ESSA PESSOA E NÃO LARGOU DELA ATÉ HOJE, É PORQUE VOCÊ SABE QUE TEM LÁ AS SUAS VANTAGENS, E MESMO QUE NÃO SEJA PERFEITO, QUEM DISSE QUE PARTIR PARA O SEU INSTINTO POLIGÂMICO TRARIA MENOS PROBLEMAS?

Independentemente de uma teoria ser ou não verdadeira, temos que pensar se ela é aplicável a nossa realidade individual, porque se de um lado a atração de um ser humano por outros seres plurais pode ser uma verdade em potencial, também há várias outras verdades potenciais para o ser humano moderno e que dizem que ele precisa de segurança, estabilidade, e que também sugerem um fato importante e que faz toda a diferença: A GRANDE MAIORIA DE NÓS É INERENTEMENTE EGOÍSTA E POSSESSIVA e isso faz toda a diferença na hora de se f**** feio quando for bancar o modernoso ou modernosa. Fala sério: a gente quer tudo, mas a gente não quer dar nada!

ASSIM, FICA A PERGUNTA: SERÁ QUE DÁ MESMO PARA DIVIDIR? E SE TUDO TEM O LADO BOM E O LADO RUIM, SERÁ QUE VALERIA A PENA SER POLIGÂMICO APENAS PELO LADO CARNAL E INSTINTIVO E ABANDONAR O LADO MONOGÂMICO COM AS SUAS POTENCIAIS VANTAGENS SOCIAIS, FAMILIARES E ATÉ MESMO DE CONFORTO DE UMA MENTE QUE EM GERAL TENDE A SER TUDO, MENOS DESAPEGADA?

Sem contar que não é porque você sente atração por outras pessoas que você não deseja mais o seu parceiro e não pode mais ser sexualmente feliz com ele. Adiciono a isso a noção de palavra, e de "contrato social", ainda que pareça uma forma de burocracia sentimental, não deixa de ser uma forma de respeito pelo outro, bem como de impor limites na receita da relação. Ou será que o limite e o trato só funcionam quando nos convém?

A gente gosta mais de brincar com o brinquedo dos outros do que ceder o nosso brinquedo, e se o "seu brinquedo" certamente pensa como você, que fim isso vai dar?

A síndrome do homem papudo: Será que só a promessa convence?

Estou aqui tomando o meu cappuccino e comendo meu amado misto de todos os dias, até que me deparo com o comentário de uma amiga no Facebook do blog, que disse estar chateada e pensativa a respeito de um homem que prometeu levá-la a uma suíte top luxo de um motel, e acabou levando-a para um "Love Car" ou "Drive In" (como queiram chamar). Quanta regressão, não?! Naturalmente que a menina não gostou nada disso, e para completar me disse que pensara sobre um comentário que eu fiz na fanpage do blog alguns dias antes, e que fez com que ela tirasse a prova para chegar nessa conclusão. Para o leitor que não nos acompanha, copio aqui um comentário que fiz por lá:

"Por que será que quanto mais um homem promete e tira onda, menos cumpre e faz? Será que só a promessa já faz ele 'pegar' algumas mulheres? Tenho um amigo que diz que só de falar que tem dinheiro já conquista algumas mulheres e que 'nem precisa dar presente', e o mesmo acontece quando ele diz que é romântico, porque também nem precisaria dar provas. É como se apenas dizer bastasse. Será que estamos na época do 'fale muito e faça pouco'?!"

Enfim, naturalmente que coloquei esse comentário por um pensamento que já estava na minha cabeça há algum tempo, e agora com mais essa da leitora – que não foi a primeira a reclamar comigo sobre isso – achei que talvez fosse a hora de escrever sobre esse assunto.

Depois de me perguntar o que leva um homem a falar tanto e fazer pouco e tentar descobrir se essa tática funciona, cheguei à conclusão de que TALVEZ FUNCIONE MESMO, PORQUE DO CONTRÁRIO NÃO HAVERIA TANTOS HOMENS FALANDO TANTO E FAZENDO TÃO POUCO. Pensando nisso, peço encarecidamente às mulheres que não caiam mais nesse golpe masculino, e não, ESSE NÃO É UM DISCURSO FEMINISTA, MAS TÃO SOMENTE REALISTA que tenta ver os dois lados. Hoje o meu lamento vai para os homens que nem sempre honram com a palavra.

Se por acaso você é um homem que NÃO faz isso, e é um devido cumpridor de suas palavras e responsável por aquilo que cativa, não se indigne comigo e simplesmente pare de ler este texto. PORÉM, antes de parar de ler peço para que você não se engane e PENSE SE VOCÊ REALMENTE NÃO É UM HOMEM ASSIM, JÁ UM DOS SINTOMAS DOS HOMENS QUE SÃO ASSIM É JUSTAMENTE DIZER QUE NÃO O SÃO!

Queridos homens, QUANDO VOCÊS PROMETEREM ALGO PARA UMA MULHER, CUMPRA. SE VOCÊ NÃO TEM ABSOLUTA CERTEZA DE QUE PODERÁ CUMPRIR, FICAR CALADO SERÁ ALGO MAIS BONITO E HONRÁVEL. SEM CONTAR QUE FARÁ COM QUE ELA ESPERE MENOS DE VOCÊ E A DECEPÇÃO SEJA MENOR. Não estamos falando aqui de mudança de ideia, mudar de ideia todo mundo muda, MAS SIM DE REGREDIR NA IDEIA. Falar que vai dar uma caixa de bombom e dar um bombom isolado, dizer que vai à casa dela e simplesmente não aparecer, dizer que vai levá-la a um motel top e parar em um drive-in não são coisas que se deve fazer. E não, isso não dá ansiedade positiva, mas sim faz com que você pareça uma pessoa sem palavra e que não é digna de confiança. E mesmo que a mulher não cobre, ou até mesmo finja que esqueceu do que você prometeu, acredite: ela não vai esquecer.

Se por outro lado, uma mulher cobrar o que você prometeu, não jogue na cara dela que ela está sendo chata e "cobrando", que quer o seu dinheiro, ou que quer alguma coisa que você não pode dar no momento. SE NÃO PODE DAR, POR QUE PROMETEU? Muitas vezes, prometer algo para uma mulher é como prometer algo para uma criança: ela fica esperando o tão esperado dia, e se nada acontecer a chateação será muito maior do que se você não tivesse aberto a boca.

Um clássico que acontece e que serve como um ótimo exemplo é do homem que diz ser bem de vida, que é simpático na hora de falar, que se diz um cavalheiro, que age como um macho ideal para (muitas) mulheres, prometendo mundos, e que na hora do vamos ver faz bem menos do que prometeu, isso quando não faz absolutamente nada, e quando é cobrado age como se a mulher fosse uma chata – sendo que o chato é justamente ele que prometeu e não cumpriu! Isso quando, ao se tratar de promessas materiais, ele não insinua que ela está interessada apenas no dinheiro dele. Oras, SE VOCÊ QUER GARANTIR QUE A MULHER NÃO SE INTERESSE PELO O QUE VOCÊ PODE OFERECER (SEJA FÍSICO, MATERIAL OU EMOCIONAL), COMECE A FALAR MENOS. Se você fala que levará a mulher em um restaurante 5 estrelas, é lógico que ela gostará – bem como esperará ir –, e se na hora H você regride e diz que vai levá-la para um restaurante do "tio" superlegal que você conheceu, é claro que ela perceberá e não vai gostar da mudança de planos. E não, isso não é ser interesseira, isso é ter bom gosto.

Vale a pena enfatizar que essa chateação não se limita ao dinheiro, ao "caro ou barato", mas sim por ela ter esperado a sua (boa) promessa, a sua atitude. É claro que é sempre melhor comer em um bom restaurante do que em um restaurante mediano (ou alguém aqui trocaria filé mignon por miúdos?!), mas você entendeu o que eu quis dizer. No fim, muitas coisas independem do dinheiro em si, MAS SIM DA QUALIDADE DO QUE FOI PROMETIDO E QUE REGREDIU. SE VOCÊ PROMETE CONFORTO, A MULHER VAI QUERER CONFORTO, E NÃO PORQUE ELA É UMA VAGABUNDA, MAS SIM PORQUE VOCÊ SE DISPÔS A DAR ISSO PARA ELA. SE VOCÊ PROMETEU UM BOM SEXO, ELA VAI ESPERAR POR UM BOM SEXO, E ASSIM POR DIANTE. VOCÊ TAMBÉM É ASSIM, ENTÃO POR QUE COM ELA SERIA DIFERENTE?

Antes de você pensar que "mulher é tudo interesseira mesmo", se coloque no lugar dela: Se um dia sua mulher escreve uma carta picante antes de você ir para o trabalho, coloca uma calcinha dentro dela falando que espera ansiosamente pela noite, na qual ela lhe dará um sexo incrível, certamente você contará com isso, certo?! CERTO! E se nessa mesma noite ao chegar em casa você se deparar com ela com o mesmo pijaminha de sempre dizendo que mudou de ideia, ou pior do que isso – e que por sinal muitos homens fazem – finge que nada aconteceu, e que nem prometeu algo mais cedo, e mais uma vez pior do que isso: caso você a cobre e pergunte "cadê a lingerie?" ela olhe com uma cara de brava dizendo "credo, mas vocês homens só pensam em sexo!". VOCÊ FICARIA BRAVO, NÃO FICARIA?! COM CERTEZA! E CERTAMENTE VOCÊ FICARIA MAIS BRAVO PELA PROMESSA QUE NÃO FOI CUMPRIDA DO QUE POR QUALQUER OUTRA COISA, já que se ela não tivesse escrito aquela carta e o instigado, você não teria esperado, e consequentemente, não teria se chateado, não é isso?!

Espero ter conseguido passar o recado de forma clara, e homens: SE PROMETEREM CUMPRAM, e não achem que a tática do fingir que nada aconteceu adianta. Mesmo que a mulher não seja uma "boca dura" e não diga que estava esperando o que você prometeu, ela FICARÁ CHATEADA COM ISSO, SIM.

E mulheres: da próxima vez que um homem prometer e não cumprir, expliquem essa associação para eles, e peça encarecidamente PARA QUE PAREM DE DISTORCER AS COISAS DIZENDO QUE "VOCÊ COBRA MUITO", QUE "VOCÊ É INTERESSEIRA", OU COISAS DO TIPO, PRIMEIRO PORQUE TODO MUNDO GOSTA DO QUE É BOM, E SEGUNDO PORQUE O COBRADO SERIA A PROMESSA EM SI E NÃO ADIANTA DISTORCER. Se eles não entenderem o recado e mesmo assim ficarem "se fazendo de doidos", "jogando o maior papo em vocês", comendo frango e arrotando caviar, troquem eles por um que seja mais sincero, e que pode inclusive comer apenas frangos e miúdos, mas que pelo menos arrote o que diz comer.

Por que as mulheres não transam de primeira?

Estamos diante do grande sonho dourado da maioria dos homens: mulheres que transam de primeira, e de preferência sem grandes pudores e frescuras.

Ouso dizer que ESSE É TAMBÉM O SONHO DE MUITAS MULHERES, COM A DIFERENÇA DE QUE ELAS GOSTARIAM NÃO SÓ DE TRANSAR DE PRIMEIRA COM MAIS FACILIDADE, COMO TAMBÉM NÃO SEREM JULGADAS POR ISSO.

Mas se ambos os sexos querem essa liberdade, por que não colocá-la em prática? Bem, o motivo é simples: ainda que o mundo pareça evoluído, muitas mulheres ainda têm medo de serem julgadas por liberar a petequinha assim, tão cedo. O triste é que esse medo não é sem fundamento.

Uma pergunta que sempre me faço é: será que a maioria dos homens realmente não se importa e não julga as mulheres que transam de primeira, ou eles dizem que não se importam apenas para não perderem o "lanchinho fácil"? Eu não só acredito, como conheço homens que não julgam, e até se casaram com uma mulher que no primeiro encontro já se entregou plenamente, porém, casos como esses ainda parecem ser mais a exceção do que a regra.

Vamos aos fatos, no amor entre os gêneros, tanto homens quanto mulheres querem a mesma coisa: conquistar o outro, e de preferência ser muito amado e desejado, por favor. Querer ser amado vale inclusive para aqueles que não amam, porque aí entra a questão do ego, que vocês sabem como é. Levando essa lógica adiante, o que acontece é que A GRANDE MAIORIA DAS MULHERES NÃO TRANSA DE PRIMEIRA POR MEDO DE SER REPROVADA POR ISSO, e se elas são reprovadas, como vão conquistar? A sociedade – machista diga-se de passagem – ainda que negue, majoritariamente prega que "mulher para casar é mulher que se dá valor" (ou seja, que entre outras coisas, não transa de primeira). Assim, uma mulher que quer conquistar, mesmo que ela dê para todo mundo, TEM GRANDES CHANCES DE ADIAR A TRANSA JUSTAMENTE COM AQUELE QUE ELA QUER CONQUISTAR, e isso não acontece por falta de libido, ou por não gostar de sexo, mas pura e simplesmente por medo de perder aquele ser que ela quer ter por perto.

"Ah, mas nem todo homem é assim, eu mesmo sou homem e não só não julgo, como acho uma atitude de confiança da mulher para com ela mesma". Pois é, só que o que acontece é que nem todo homem pensa assim e na dúvida, muitas preferem não arriscar.

Qual é a vantagem dessa lógica? Nenhuma, e no final das contas ambos os lados acabam não fazendo o que queriam fazer. E de quem é a culpa? De todo mundo! Do homem porque querendo ou não, e por mais que negue, em geral, ainda prega estereótipos antigos de mulher para casar, e da mulher por simplesmente aceitá-lo, e diga-se de passagem, muitas vezes ser ainda mais machista do que os próprios homens.

Lembrando que, majoritariamente, são elas que educaram os homens de hoje em dia, e essas são as mesmas que, tirando as raríssimas exceções, se preocupam muito mais com a virgindade da filha, do que com a do filho.

Ok, agora que a lama já foi jogada no ventilador e os homens parecem querer cada vez mais um sexo no primeiro encontro, qual seria a solução disso? Como convencer a mulher que quer transar ceder aos seus desejos?

Conversando com alguns homens descobri uma coisa interessante: muitos alegaram gostar da mulher que transa de primeira por facilitar a vida deles, e ter a fonte de prazer sem precisar de muito esforço e do compromisso que muitos temem. No entanto, ELES TAMBÉM ALEGARAM NÃO LEVÁ-LAS A SÉRIO PELO MESMO

"O homem é comedor" (= transa com geral, mijando sentada e sendo bonitinha tá valendo para contar para os amigos), "A mulher se respeita" (= não transa com qualquer um).

MOTIVO QUE NÃO LEVAM AS FAMOSAS "MULHERES RODADAS" A SÉRIO, que é o medo de serem cornos, e de no fim descobrirem que não comem sozinhos.

Sim, é o que você entendeu: não é que eles não gostem de mulher safada (ou que eles julgam assim ser por ter transado de primeira), eles têm é medo de não comerem a melancia sozinhos, entende? E como eles não sabem se o seu papo de "eu não costumo fazer isso de primeira" é verdade, muitos preferem nem arriscar.

É claro que essa regra não vale para todos os homens, mas o que acontece é que não só eles, como o ser humano em geral, é inseguro. Se ele é inseguro, ele quer a maior garantia possível de que não terá sua cabeça enfeitada e que viverá uma relação o mais tranquila possível.

Pensando nisso, muitos vão para as possibilidades: "BEM, SE EU PEGO UMA MULHER QUE DÁ FÁCIL PARA MIM, AS CHANCES DE ELA TAMBÉM DAR FÁCIL PARA OUTRO SÓ AUMENTAM", "da mesma forma, se eu fico com uma mulher difícil, mesmo que ela goste de outro, ela 'vai se fazer' como fez comigo, e nisso não só minhas chances de não ser corno aumentam, como as chances do outro cara desistir e largar ela aumentam também, visto que nem todo homem tem paciência para ficar tentando transar em caso de só querer sexo. Nisso ele acabará devolvendo 'a coisinha' dela só para mim, que continuarei com a minha cabeça e reputação intactas".

Seres humanos têm baixa autoestima, então, nessas horas é mais fácil um homem pensar que será corno do que pensar que é o príncipe que você tanto procurava.

Muita mulher pensa nisso: "poxa, mas ele não percebe que eu só transei com ele porque gostei dele, porque ele é especial e diferente?".

Alguns até pensam assim, só que é raro haver um homem suficientemente seguro, ou pelo menos aberto para acreditar de fato nessa possibilidade. Assim muitos acabam desistindo do osso com medo de não roê-lo sozinho. É como se eles acreditassem nas probabilidades e pensassem que é mais fácil uma mulher dar para eles porque dá para geral, do que pensar que ela assim fez porque ele é especial, entende?

No fim, o que acontece não é que o homem não gosta ou não quer uma mulher que dê de primeira, mas muitos acabam evitando por causa de medos maiores aliados aos fatores culturais.

Muitas vezes é psicológico, mas eles apostam na tentativa de se sentirem mais seguros com uma mulher "difícil", que MUITAS VEZES DE DIFÍCIL NÃO TEM NADA E SÓ FINGIU SER ASSIM POR SABER QUE É O QUE COLA COM A MAIOR PARTE DOS HOMENS QUE ACABAM DEIXANDO "AS FÁCEIS DE LADO".

Porém, um dado importante que muito homem se esquece é que, por sua vez, a mulher também tem as suas inseguranças, e nisso não fica difícil concluir que a partir do momento em que ela percebe essa lógica em uma fatia considerável do bolo masculino, ela acaba resistindo em liberar mesmo estando com vontade, pois quem sabe se ele vai ligar no outro dia e querer algo sério com ela. Eles querem segurança, mas elas também querem!

Cafajestes: por que os homens acreditam e as mulheres compram tanto essa fórmula?

Quem é que já não está careca de ouvir aquela frase que diz "Ninguém presta", ou "Está difícil encontrar alguém compatível com os meus interesses"? O que mais vemos hoje em dia são pessoas desesperançosas com o amor, e é bem nessa hora em que pergunto: SERÁ QUE VOCÊ NÃO ESTÁ COLHENDO O QUE O SEU PENSAMENTO E AS SUAS ATITUDES CHAMAM?

Vamos começar falando das mulheres, estas tão reclamonas em relação aos homens no que diz respeito a não haver mais bons exemplares para um relacionamento sério. Elas afirmam que o número de gays está crescendo e o número de héteros solteiros e dispostos a um relacionamento sério diminuindo e como resultado disso elas estão mais solteiras do que nunca.

Mas o que será que realmente acontece? Bem, o que acontece é que, independentemente de ter pouco ou muito homem no mercado, sempre tem aqueles que prestam, certo? E é claro que eles são e sempre serão minorias e isso acontece desde que o mundo é mundo e independe da parcela gay estar se assumindo ou não. Tudo que é bom vem em pequenos frascos, então não adianta colocar a culpa em terceiros.

"Com esse texto não quero fazer dos homens santos ou demônios, mas sim relatar com o máximo de imparcialidade possível uma versão da história que diz muito sobre por que os homens cafajestes estão crescendo tão rapidamente quanto ratinhos de bueiro em nossa sociedade."

Com isso vem outra pergunta: será que muitas dessas mulheres, mesmo que sem perceber, não estão dando muita moral para os cafajestes e demais categorias que as deixam com a pulga atrás da orelha e, consequentemente, acabam deixando de reparar nos homens de valor?

Isso sem contar as mulheres sinceras e com autocrítica que já assumem logo que têm dedo podre, que não queria, mas que gosta mesmo é de um "cafa". Ainda que nem sempre percebam, muitas dessas mulheres se pegam constantemente tendo o dia a dia afetado ao estarem preocupadas com aquele homem que transou e foi embora, que enrola, que não assume, que mal liga e que sempre dá aquele trabalhinho básico, como se elas sempre precisassem ter um desafio para nutrir um sentimento maior por ele.

Será que esses homens para casar realmente não existem, ou será que eles passam como seres invisíveis por não atiçarem muitas delas?

Dizem que ninguém gosta do que vem fácil demais, que tudo que é muito de graça perde o valor. Sem contar a teoria que diz que mulher gosta mesmo é de se exibir para outras mulheres, e isso inclui dizer para as amigas que domou o galo mais disputado da granja.

É claro que o final disso tudo é rotineiramente triste e elas acabam se sentindo incompletas, com falta de alguém para amar, ser amada e dividir a vida. O engraçado é que muitas chamam isso de coincidência ao afirmarem que são azaradas no amor e que só arrumam "trastes". Mas será que isso é mesmo azar, ou nada mais é do que o produto das escolhas delas? Sei que parece meio sádico falar assim, vocês devem pensar: "credo, Luiza, parece até que você acha que as mulheres gostam de sofrer". Mas não é? É claro que isso não é uma regra geral, mas parece que muita mulher gosta mais de sofrer do que de ser amada. Vai entender essa loucura?

Tem gente que diz que tudo isso tem a ver com a criação, e até mesmo com o tipo de pais que elas tiveram (as más línguas dizem que mulheres com pais "malacos" tendem a procurar mais por homens "malacos" do que aquelas que foram criadas por bons pais). É claro que isso não se trata de uma pesquisa científica, mas de um mito social, que, se eu for olhar para a minha vida e para a vida das minhas amigas, até que faz sentido. Ah, e quando elas encontram um homem perfeito? Bem, a grande maioria se torna melhor amiga deles, oras! E aí o homem fica se borrando todo com essa tal de *friendzone.*

Mas pera lá, esses homens não querem ser seu melhor amigo!!! Eles querem é ser seu homem, fazer roça roça à noite e dormir de conchinha. A propósito, ESSE NEGÓCIO DE AMIZADE ENTRE HOMEM E MULHER SÓ MULHER ACREDITA. Eles querem é pegar você de jeito e lhe deixar molhadinha. Eles querem ser seu Homem, com "H" maiúsculo, e nada de ser comparado com esses "frouxos" da *friendzone* que tem por aí.

E então chegamos ao pulo do gato: se é isso que eles querem e se a esmagadora maioria masculina já está convencida de que muitas mulheres não cedem para "homem frouxo", lá vão eles levar para o lado "80″ da história e ser os "cafajestes" que elas tanto querem – OU QUE PELO MENOS ELES ACREDITAM QUE ELAS QUEREM. É claro que há exceções – tanto femininas, quanto masculinas – nessa história, mas as pessoas costumam agir a partir das preferências da regra e as exceções que paguem o pato sozinhas.

Pronto, é desse parto que nasceram muitos dos atuais cafajestes, com uma subcategoria também chamada de "ex-bonzinhos" (corrompidos!) RSRS, que muitas vezes chegam a fazer parte de comunidades e mais comunidades para aprender como lidar com a mulherada. Lá eles afirmam que "só receberam o devido valor quando pararam de dar moleza para elas", e para as exceções que gostam de um príncipe como eu: senta e chora minha amiga, porque agora é só pau na cabeça!

LÁ ELES APRENDEM QUE NÃO PODEM FAZER TUDO O QUE ELAS QUEREM, QUE TEM QUE DAR UM TRABALHINHO PORQUE MULHER "NÃO GOSTA DE HOMEM TROUXA", e pasmem (ou não!), uma quantidade imensa de homens começa a seguir essas "leis" como se fossem o grande segredo masculino. Sim, quem detém esse conhecimento se sente como o grande possuidor "do segredo para atrair lindas mulheres" e deixam de ser românticos, deixam de ser "perfeitos" e tudo mais aquilo que eles seriam capazes de ser apenas para conquistar o seu coração, para não dizer uma outra coisinha gostosinha e quentinha que você tem mais embaixo.

Acredite se quiser, tem até curso na internet ensinando homem a ser "malandro e a pegar mais mulheres"!!!! E digo mais: cursos com alta procura!!!

Ah, e ai da mulher que se diz exceção: eles falam que você está mentindo e que tudo isso é desculpa para fazê-los de trouxas mais uma vez!

Nem preciso dizer que quem realmente gosta dos "bonzinhos" e dos "românticos à moda antiga" acaba se dando mal por causa dessa nova onda que dita que ser "bad boy" é o melhor jeito de conquistar mulheres.

Uma curiosidade engraçada: sabia que para ilustrar esses sites com manuais de pegadores "os professores da arte da sedução" colocam umas turbinadas lindas e gostosas para ilustrar a mulher que esses novos aprendizes de cafajeste vão começar a pegar quando enfim pararem de ser "trouxas"?! RSRS. A propósito, se alguém conquistou e viveu feliz para sempre com uma dessas me conta, porque por hora eu só vejo gente sozinha ou sofrendo às custas de tantos joguinhos.

E as mulheres, como ficam nisso? Bem, tirando as que fogem da regra e que não vou falar delas aqui por acreditar que já estão indo "no caminho do bem" RSRS, ficam com os cafajestes mesmo! Algumas chegam inclusive a sofrer violência doméstica, verbal, não verbal, física, etc. Outras ("só") levam uns chifres mesmo.

É ÓBVIO QUE NENHUMA MULHER GOSTA DE SOFRER VIOLÊNCIA DOMÉSTICA, E TODAS SOFREM, E MUITO, POR VIVEREM NESSE INFERNO, ainda mais quando vem da pessoa que elas amam. Porém, você já parou para pensar que, ainda que muita mulher não se toque disso, uma coisa pode sim ter a ver com a outra, e, a depender do grau de cafajestagem do homem, a mulher paga muito caro por isso?

Às vezes você se casa com um homem que *só* é um pouco grosseiro e fala alto pensando que isso vai melhorar. Só que às vezes isso piora, entende? As pequenas coisas constantemente servem de gatilhos para coisas maiores, não seja ingênua e nunca se esqueça disso na hora de escolher o seu par.

Sem contar as mulheres que acabam ficando com um "cafa" por acreditarem "que o mundo já está perdido mesmo" e que não teriam outra opção, porque afinal de contas: "ninguém mais presta". E é claro

> **Lembre-se:** muitos não ligam se você é a exceção e valorizaria "um príncipe"; eles já estão cegos demais com essa história do cafajeste.

que ninguém espera apanhar nem da vida, nem do homem, até porque, essas mulheres constantemente sofrem com a ilusão de que vão conseguir domar a fera no caso dessa fera se apaixonar por elas. Vai nessa...

Voltando um pouco a fita: "você falou em violência?" Essa parte pode até parecer exagero, mas a verdade é que alguns chegam a esse extremo não porque a mulher quer, mas por má interpretação de certas lendas sociais. Sabe a lenda do homem "macho"? Pois é, muitos homens levam isso tão ao pé da letra que acabam querendo mostrar um serviço que não sai como o esperado.

Sejamos sinceras, quem é que não tem uma amiga que dispensou "um bom partido" por causa de um malandrinho que a deixava doidinha (e aí você pega o "doidinha" com a conotação que você quiser). Isso se você não é/foi uma delas.

No fim, conscientemente ou não, SE A MAIORIA DÁ BOLA E CORDA PARA ESSE TIPO DE HOMEM, O MERCADO ACABA SE AQUECENDO DELES. E aí minha amiga, ou você sai desse ciclo, ou prepara os lencinhos para viver uma vida que será tudo, menos de princesa.

Será que no fim não somos vítimas de nossas próprias escolhas?

O FANTASMA DOS EX-AMORES

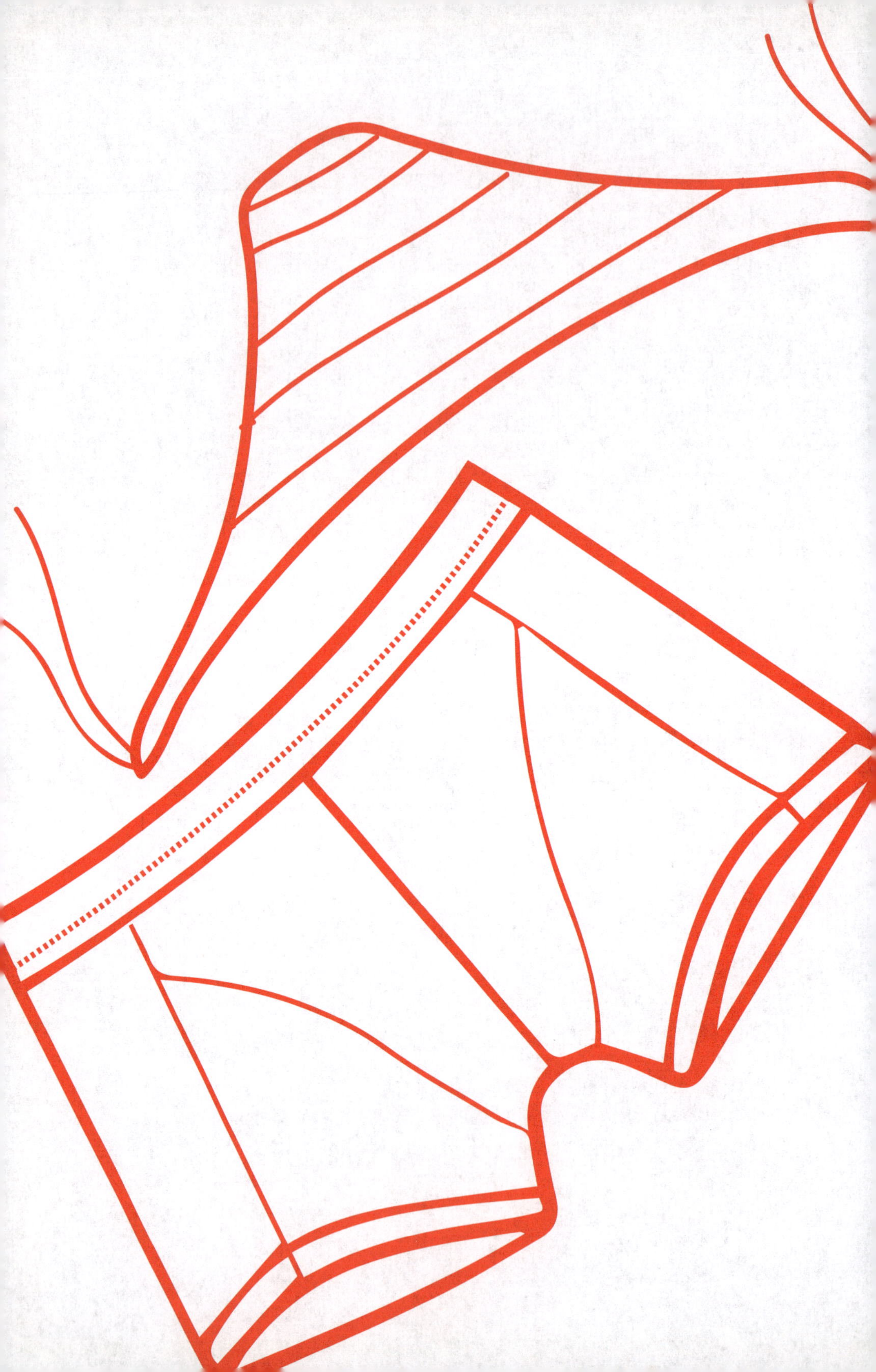

Como enfrentar a separação?

Encontramos alguém bacana, nos casamos (oficialmente ou não!), juramos que duraria para sempre, que o amor seria eterno e que veríamos alegrias para todo o sempre "*até que a morte nos separe*". No entanto, aconteceu que o sonho durou até o dia em que nos demos conta de que não foi a morte que nos separou, mas sim uma dor que nos sufocava até o limite, causada por brigas, falta de afeto, de companheirismo e tudo mais aquilo que só corrói por dentro.

Às vezes, conseguimos sair desse ciclo e revivemos o casamento, porém, em outras tantas o fim dos laços é inevitável e o melhor remédio acaba sendo a separação.

A separação pode até parecer, mas definitivamente não é o fim do mundo: Só quem já passou pelo fim de um amor que um dia já foi intenso para saber que essa dor transcende o pensamento racional, virando basicamente emoção que, não raramente, desencadeia algo profundamente destrutivo. Sentimos tanta dor ao perder alguém, que muitas vezes nem sabemos diferenciar se é pela perda do amor, da companhia ou até mesmo do ego (quando nós que fomos dispensados) que sofremos tanto. Pode até ser difícil perceber isso em meio a um turbilhão de emoções, porém, a separação pode ser um santo remédio e uma nova oportunidade de vida! O tempo, o comodismo e a rotina podem nos fazer perder a noção da vida como ela tem que ser feliz!

Permita-se recomeçar: Nada de ficar chorando pelo leite derramado, pelo tempo "perdido" ou qualquer coisa do tipo. Leve tudo o que você passou nessa relação como aprendizado. Permita-se refletir e ter maturidade sobre até que ponto você errou, e até que ponto o erro definitivamente não foi seu. Tal ato não servirá para punir alguém, mas sim para ficar de aprendizado para os próximos relacionamentos, já que errar todo mundo erra – afinal de contas somos todos seres humanos, não é mesmo?! Reconhecer um erro é um sinal de maturidade e, não se punir por ele é sinal de mais maturidade ainda. Além do mais, os erros e acertos da relação passada ajudarão a construir futuras relações muito melhores e mais saudáveis do que a que você já teve, basta haver disposição para isso.

Dê tempo ao tempo: Nada de trocar os pés pelas mãos e tentar fazer algo que definitivamente não está no momento de fazer. Atitudes como ficar no pé do parceiro, se fazer de coitada ou tentar jogar a culpa em alguém não trará nenhum alívio. Ninguém gosta de uma pessoa que reage de maneira imatura e, mesmo se gostasse, essa posição nunca será benéfica para quem sofre. Tenha força e enfrente a vida, sem que isso signifique sair atropelando o que ela tem de mais precioso: o tempo!

E se eu ainda amar o meu parceiro?: Pode parecer triste, mas infelizmente nenhum relacionamento (sobre)vive apenas de amor. O amor tem que vir em mão dupla e, mais do que isso, tem que vir com respeito. Do que adianta você amar um parceiro que, independente dele também amá-la, lhe fez mais mal do que bem? (Caso contrário não existiria a separação) Um relacionamento maduro e harmonioso precisa de mais do que sentimentos, ele precisa de parceria. Se vocês já não respiravam bem o mesmo ar, talvez fosse mesmo a hora de rever a situação.

Aproveite sua nova liberdade: Aproveite esse tempo para fazer algo construtivo e que certamente aliviará sua dor, tal como fazer o seu bolo preferido, sair com as amigas, e até mesmo algo que você sempre quis fazer, mas que o parceiro nunca deixou (vamos fazer uma viagem?!). Também seria interessante escrever em uma folha de papel quem você pretende ser e o que você procurará em uma próxima relação! Essa atividade, além de lúdica e distrativa, poderá ajudar a delimitar o que você realmente quer e o que não quer mais para sua vida. Só não se

ESQUEÇA DE LISTAR OS DEFEITOS QUE VOCÊ CONSIDERA SUPORTÁVEIS EM UMA PESSOA, afinal de contas, ninguém é perfeito e príncipes só existem em contos de fadas! Descreva coisas que você procura sem perder o seu senso de realidade, o que não significa que você será obrigada a exigir pouco.

E se eu tiver filhos, o que eu faço? Separo esse lado também?: Ninguém pode se conformar com a infelicidade apenas porque tem filhos: A SEPARAÇÃO PODE ATÉ DOER PARA ELES, PORÉM, PIOR SERIA SE ELES PERCEBESSEM QUE MORAM EM UMA CASA ONDE NÃO HÁ MAIS AMOR, mas sim uma porção de desentendimentos. Nesse momento, é importante saber que a novidade da separação já basta e não seria interessante colocar mais empecilhos na cabeça do filho no que envolve atitudes desnecessárias, tais como disputa de guarda, e até mesmo exigir que ele faça escolhas, como se fosse mais uma "disputa do amor". Tem vezes que ficamos tão tristes pela separação que queremos dividir tudo, inclusive a cria! É IMPORTANTE TENTAR PRESERVAR O MÁXIMO DA NATURALIDADE NA RELAÇÃO ENTRE PAI E MÃE, BEM COMO TENTAR PRESERVAR AO MÁXIMO A PAZ FAMILIAR, PORQUE QUEM SE SEPAROU FOI O CASAL, NÃO O AMOR PELOS FILHOS! Estes devem saber que sempre poderá contar com OS DOIS e que a separação não é um motivo para prejudicá-lo.

E se eu ainda esperar por uma reconciliação, é possível?: Sabemos que tudo nessa vida é possível, porém, não podemos viver apenas de esperanças. Nessa hora é preciso ter senso prático, pensar se você fez o que você pôde, se o parceiro fez o que ele pôde e, acima de tudo, pensar com maturidade se vocês realmente poderiam dar certo juntos. Tem gente que tenta forçar uma situação que no fundo sabe que dificilmente terminaria bem, e acaba ficando à espera de um milagre, que no fim nunca acontece! Otimismo é algo fundamental na vida, mas realismo também! Tente pensar se a reconciliação realmente é possível e se está na hora de se preocupar com isso. MUITAS VEZES, A SEPARAÇÃO OCORRE

JUSTAMENTE COMO UM ALERTA PARA SABER QUE O CASAL PRECISA DE UM TEMPO PARA PENSAR, PARA ALIVIAR A PRESSÃO, E QUEM SABE SE DAR CONTA ATÉ QUE PONTO O OUTRO FAZ (OU NÃO!) FALTA.

"Bola para frente que atrás vem gente!": Você nasceu sozinha, viveu grande parte da sua vida solteira e foi capaz de conquistar pessoas (inclusive ele!), POR QUE VOCÊ NÃO SERIA CAPAZ DE RECOMEÇAR A VIDA "DO ZERO" E, MAIS DO QUE ISSO, RECOMEÇAR UMA VIDA FELIZ?! No fundo, todos nós sabemos que aquele clichê que diz que a felicidade está dentro da gente é a mais pura verdade. ASSIM, NÃO FICA DIFÍCIL ENXERGAR QUE NO DESESPERO SÓ HÁ DUAS SAÍDAS: OU VOCÊ SAI DELE COM O APRENDIZADO NECESSÁRIO PARA CONTINUAR A VIVER DE CABEÇA ERGUIDA OU FICA SE LAMENTANDO E VIVENDO DE UM PASSADO QUE JÁ NÃO TE TRAZ MAIS NADA DE BOM. Afinal de contas, se ele fosse essa última bolacha do pacote certamente a teria feito mais feliz (porque a última bolacha do pacote sempre nos faz feliz!).

Que a separação também sirva para aprender que a vida sempre pode seguir um rumo diferente e melhor do que o anterior, mesmo que na hora não seja possível visualizar a bela paisagem que está por vir. Um bom relacionamento é sempre bem-vindo, mas se dentro dele você sofrer em demasia por algum motivo, é bom esperar que esse turbilhão passe para poder visualizar com mais clareza o que a vida ainda tem a oferecer!

Não consigo esquecer meu ex!

Você levou um pé na bunda, ou deu um pé na bunda de alguém e se arrependeu. Não importa de onde partiu o chute, o que importa é que você daria tudo para ter aquela pessoa de volta. A partir dessa constatação, você chora, se descabela e pensa: "o que mais eu posso fazer para esquecer que todo esse amor existiu?".

Calma, não vamos chorar antes do tempo, porque às vezes você está chorando mais pelo brinquedo perdido que o outro pode vir a querer ter, ou pior do que isso, que não lhe quer mais, do que pelo amor ao brinquedo em si.

Com isso, quero levantar a primeira pergunta que você tem que se fazer e responder com o maior grau de sinceridade possível: será que você ama mesmo?

Muitas vezes a gente pensa que ama, mas nem amamos tanto assim. Pode ser só saudade do comodismo daquela rotina que você tinha e que, desde que aconteceu o término, você foi obrigado(a) a largar. Também pode ser orgulho ferido: "como assim ele(a) não me quer mais? Como assim ele(a) não está se rastejando aos meus pés? Como assim ele(a) sai de casa e continua com o mesmo peso e aparência física de antes? Cadê o ex abatido e me ligando, implorando pelo amor de Deus que volte!?" e outras coisas que querem dizer tudo, menos um sentimento sincero.

Muitas vezes a gente nunca se importou de verdade com a relação, mas só de ver que esse amor passado não está na pior e que está tranquilo em relação ao término, já é o suficiente para ficarmos incomodados e, mesmo sem querer, confundir amor com orgulho ferido. Sem contar quando você chora, não por ter tido a maior perda do mundo, mas sim por se julgar incapaz de encontrar alguém melhor.

Se depois dessa introdução você continua com a certeza de que o que você sente é amor verdadeiro, agora sim, vamos seguir.

Mesmo sabendo que esquecer alguém que você ama de verdade não é uma situação muito fácil de ser resolvida, ao mesmo tempo é necessário saber que essa é uma situação que DEVE ser resolvida e com urgência! Chega uma hora que não se trata mais de opção, mas de necessidade: ou é isso ou você não viverá mais direito, e na melhor das hipóteses, terá boas horas do seu dia jogadas ao vento ao pensar em uma pessoa que, querendo ou não, já é passado e sabe-se lá se ainda se lembra que você existe. E mesmo se lembrasse, qual é o benefício em pensar nessa hipótese? VOCÊS NÃO ESTÃO JUNTOS MESMO, ENTÃO, SE VOCÊ NÃO VOLTA, VOCÊ ESQUECE. Sabemos que na prática não é simples assim e dói, mas é o que deve ser feito. É como depilar a virilha...

Se uma pessoa chegou ao ponto de virar ex, é porque provavelmente algo morreu no caminho. Se for briga boba, corra atrás e faça as pazes, se for namoro acabado mesmo, mude o foco.

Há quem diga que só se cura um amor com outro amor, e há outros tantos que dizem que essa receita pode apenas piorar a situação em caso de você perceber que o novo pretendente é ainda pior do que o ex.

Eu particularmente gosto da opção de esquecer um amor com outro tanto quanto eu gosto da opção de ficar sozinho. Gosto da primeira porque, desde que você fique com o coração aberto e avise o outro que o seu coração ainda está machucado (e até mesmo ocupado), não deixa de ser uma chance que você dá para a vida. Pode dar errado? Pode, mas tem coisas que você só saberá tentando.

Sem contar que nessas horas paciência sempre cai bem, pois afinal de contas, um produto novo melhor do que o antigo nem sempre aparece assim, logo de cara e de um dia para o outro. Você tem que ir testando até saber o que combina contigo. É que nem shampoo.

A segunda opção também me agrada, porque ficar sozinho não deixa de ser uma forma de você se conhecer melhor, colocar tudo na balança e superar alguns limites existenciais até você se dar conta de que a sua própria companhia não é tão ruim assim. E mais do que isso: no fundo você sabe que nunca ficará 100% sozinho e que você também poderá contar com a ajuda de seus amigos, familiares e fazer coisas divertidas que não envolvam romances e beijo na boca.

Se as duas saídas têm os seus benefícios, basta você decidir qual delas se encaixa melhor nesse seu momento. Largue a ansiedade que faz com que permaneça em uma eterna busca por uma solução rápida e indolor e se deixe levar. Sem pressa porque, independente da intensidade da dor, tudo passa e você já viveu o bastante para saber disso. Relaxa: 1, 2, 3... respirou? Então vamos continuar.

Muita gente usa aquela frase que diz que "a gente não manda no coração", mas isso é apenas uma meia verdade, para não dizer desculpinha esfarrapada de quem está com o cérebro viciado na mesma coisa (que é pensar no ex) e está com preguiça de "desviciar". Você pode até não mandar no seu coração, mas você manda no seu cérebro e ele é plenamente capaz de aliviar o seu coração quando munido de pensamentos e atitudes positivas. Esperança e otimismo para dias melhores: conhece essas fortes palavras?

Ex é que nem chocolate, você pode até viciar, mas se começa a engordar demais você sabe que, ou você não entra mais nas roupas ou larga. Então, partindo do pressuposto que você não quer ficar com raiva da balança, você larga, certo? Sabemos que não se trata apenas de falar "pronto, larguei!", mas é aquele clichê brega de sempre de "se permitir largar", de "praticar o desapego" e sair da zona de conforto. Se você não se permite pensar em outras coisas, fazer outras coisas, aceitar uma nova rotina diária e até mesmo a conhecer e ficar com outras pessoas, fica difícil você esquecer o ex.

Outra coisa que vale a pena pensar e que é bastante comum a quase todos aqueles que ainda estão presos aos relacionamentos passados é a mania de idolatria que acontece depois que você perde alguém.

Lembre-se: esquecer o ex é uma questão de esforço e de força de vontade e só você pode fazer isso por você.

Não tem aquela história que diz que quem morre vira santo? Pois é, os ex costumam criar auréolas, asinhas e tudo mais na cabeça daqueles

O amor tem que ser recíproco, se não for assim, não acredite mais nele.

que sofrem pela dor da perda. Muitas vezes (para não dizer na maioria das vezes), o relacionamento termina por motivos claros (traição, agressão, e até mesmo falta de tesão), só que aí, NA HORA QUE BATE A SAUDADE, PARECE QUE A GENTE SE ESQUECE DE TODA A PARTE RUIM E SÓ FICA LEMBRANDO DOS LINDOS OLHOS AZUIS E DA LASANHA DELICIOSA QUE A PESSOA FAZIA. Aí fica mesmo difícil esquecer. Nesse caso, pode preparar os lencinhos que lá vem chororô. Se você também quiser preparar o seu enterro, pode continuar assim...

Se terminou é porque teve motivos e imperfeições no relacionamento e, por mais que tenham tido mil coisas maravilhosas, também tiveram outras tantas ruins. Assim, na hora do vai ou racha do tipo "ou eu esqueço ou morro de tristeza" não seria nada mal você tentar se apegar um pouco mais às partes ruins, né? SE FOSSE PERFEITO VOCÊS ESTARIAM JUNTOS ATÉ HOJE, SE NÃO ESTÃO, ESSE JÁ É O PRIMEIRO SINAL DE IMPERFEIÇÃO.

Depois, também é importante se dar conta de que SE VOCÊ NÃO ESQUECE O EX MESMO TENDO A CERTEZA DE QUE ELE NUNCA VOLTARÁ MAIS PARA VOCÊ, ESSA ACABA SENDO MAIS UMA FORMA NÃO SÓ DE IDOLATRÁ-LO, MAS TAMBÉM DE SE DIMINUIR PERANTE A ELE. EU SEI QUE VOCÊ SOFRE E QUE O SEU CORAÇÃO ESTÁ PARTIDO, MAS SERIA BOM VOCÊ TAMBÉM SE AMAR E SE IDOLATRAR UM POUCO MAIS. E MAIS DO QUE ISSO, TENTAR SER FELIZ COM A SUA MEIA LARANJA. Se o ex lhe faz sofrer, esse já é um sinal claro de que você é capaz de encontrar alguém melhor. Ou será que essa é a melhor situação em que você poderia se encontrar nesse momento?

Veja as dicas práticas para esquecer o ex que estão neste livro!

Meu amor é meu amante: como esquecê-lo?

Pensei que eu nunca faria um texto com este tema, ou que pelo menos fosse levar um bom tempo para fazer por pensar que muita coisa que coloquei é óbvia, porém, conversando com algumas mulheres que sofrem para se livrar do apego pelo amante, vi que muitas coisas não são tão óbvias assim! Bem, pelo menos não para quem sofre.

Então vamos às dicas!

Não espere que ele vá largar a esposa: Gente, quem é que nunca ouviu pelo menos meia dúzia de histórias que falam a mesma coisa: a mulher está há 2 anos, 5 anos ou até uma década com um homem casado esperando que ele largue a esposa, e claro, como acontece em 99% dos casos, ele nunca larga. Assim, se você não se tornou a oficial até hoje, relaxa que provavelmente nunca será.

Não acredite nos papos de coitado dele: "Se eu largar minha esposa, ela vem atrás de mim", "ela não aguentará o sofrimento", ou até mesmo "não largo o casamento por causa dos meus filhos". Bem, a questão aqui é que eles podem até estar falando a verdade, porém, nesse caso pouco importa. Oras, se ele não pode largar por causa de algo maior, é porque por tabela ele disse que você vai ficar chupando dedo, entende? Ou seja, o problema dele sendo real ou não e ele gostando de você ou não, no fim o resultado é o mesmo: ele não vai largar a oficial e isso é só um jeito educado de dizer que não vai assumir você – pelo menos não antes de você ficar velhinha esperando.

Pare de pensar que ele é infeliz com a esposa, que a esposa é "um demônio" só porque ele fala mal dela: Sério gente, essa é clássica! Eles adoram falar mal da atual parceira e até hoje não sei se é para vocês ficarem com peninha deles, se é para eles se sentirem menos "malvados pela traição" ou as duas coisas juntas. Só sei que os fatos não mudam: se ele fala mal da esposa, provavelmente falará mal de você também. Falar mal é uma coisa de caráter, não se iluda que se ele namorasse você não falaria nada mal sobre o seu comportamento, até porque, motivos para falar mal é o que qualquer ser humano sempre tem para falar do outro, já que ninguém é perfeito. Sem contar que se a esposa dele tem tantos defeitos, por que ele não fala para ela? Se ele não tem coragem de falar na cara dela, que pelo menos poupe os seus ouvidos. Não fique feliz porque ele fala mal da oficial achando que vai sobrar peixe para você. Ele fala mal porque é covarde e porque quer se sentir menos pior na hora de comer você, e não porque você é a princesinha dele.

A propósito, pare de ficar dando corda quando ele falar mal da ex: ele só faz isso para você se contentar com as migalhas e achar que, se ela é feia, boba e chata, você terá mais chances. Sério, você não terá.

Quem quer, dá um jeito, quem ama, se vira: Se até hoje ele só fala, fala e não faz nada, é porque de duas uma: ou a esposa dele não é tão ruim quanto ele pinta, ou é porque ele realmente não pode ou não tem coragem de largá-la. Em todos esses casos dá na mesma, caia fora porque só sobrou osso para você.

Não pense que você é a namoradinha dele, você é a amante!: Tem muita mulher que fora aceitar ser amante, ainda por cima é superfiel no sentido de não tentar arrumar um homem solteiro que preste porque se "o amante descobrir ele vai ficar com raiva" ou até mesmo achá-la uma vagabunda. Me poupe, né? Vagabundo é ele que fica com duas, você é solteira, livre, leve, solta e desimpedida. Você não é a oficial dele: namoradas e esposas comemoram Natal, Ano Novo, aniversário e demais datas importantes juntos, você só fica com o tempinho e os restos de quando a patroa não estiver por perto. Ou seja, você é aquela que ele só come rapidinho no intervalo do trabalho e com quem ele nunca gasta mais do que poucas horas. Por isso, você tem todo o direito sim de arrumar um homem decente. De preferência, nem conte para ele que você está arrumando alguém: até porque, vai que ele é machão e lhe dá uns tapas porque descobriu "a traição" (esses homens que traem geral, mas as mulheres não podem pegar ninguém são f***). Sem contar que, desde quando você deve satisfações para ele já que ele já tem a oficial para pedir satisfações? Ao fazer isso, você estaria sendo tudo, menos falsa, porque se não há compromisso sério, não tem por que se enganar. Mas ressalto mais uma vez: cuidado se o cara for violento, depois pode dar em sangue. Morro de medo dessas coisas, sério...

Não ache que você ser a deusa do sexo vai garantir o amor dele: Tem gente que acha que só porque dá até os fundos e a oficial não está dando nem a dianteira vai conseguir o amor do homem. Sexo é sexo, família é família. Ele não vai trocar a família dele só porque você chupa gostoso ou é como uma atriz pornô. Se ele quiser um bom sexo, ele pode pagar uma puta, você não é mais importante do que a mulher dele por isso. Ele pode até lamentar a esposa não ser tão boa de cama quanto você, mas isso é apenas uma vantagem que você leva contra mil outras que ela tem (tal como o fato de que provavelmente ele acharia que ela não aceitaria ser a outra, já você aceita, ela é moça de respeito, já você aceita ser a amante, e de mais outras coisas que o farão achar mais conveniente deixar tudo como está). Sim, a atual pode ser mais vadia do que a mais vadia da sua cidade, mas se ele ainda não sabe disso, ela continua sendo uma santa. Já você não: você continua sendo amante e ele já tem provas de que você aceita ser isso!

Ser mais bonita, gostosa, cheirosa, rica e deliciosa do que a oficial também não aumentará (muito) as suas chances de tê-lo: Sério, não adianta ficar chamando a patroa de feia, fedida, boneca morta, tirando as exceções, todos os homens com quem falei dizem a mesma coisa: uma vez que você aceitou ser a amante, vai subi-la de cargo por quê? De acordo com eles, antes ficar com uma menos bonita, menos gostosa e até pior de cama do que com uma mulher que sabe-se lá se não daria facilmente para outro igual deu para ele, mesmo sabendo que ele é casado. Isso funciona tipo análise de caráter, entende? Ok, se for assim eles também não têm nenhum, mas como é melhor criticar os outros do que si próprio, eles se esquecem de que eles também não são confiáveis e jogam toda a culpa para vocês, queridas amantes.

Pare de se contentar com migalhas: Pare de ficar criando esperanças porque ele diz que gosta de você, porque ele diz que adora sua companhia, ou até mesmo porque ele diz que você é a mulher mais interessante que ele já conheceu na vida. Do que adianta ele achar tudo isso se não a assume? Nada! Só serve para iludi-la e fazer você achar que um dia vai tê-lo. Você não merece alguém que só goste de você, você merece alguém que a assuma! Então se toque, amiga, se valorize e vê se arruma alguém que preste, não se esqueça da clássica que já diz: trair é uma questão de caráter e se for procurar, todo mundo tem motivos para trair o outro pelo simples fato de que ninguém é perfeito. Ou seja, se você também não é perfeita, se um dia ele resolver assumir você, mais cedo ou mais tarde ele também trairá você.

Está com raiva? Quer ele todo para você e para isso seria capaz de contar tudo para a oficial?: Não faça isso!!! Sério, esse é um problema dele com ela e você não tem nada que se meter. Sem contar que você se meteria para ver o circo pegar fogo e não porque você é uma alma caridosa que se preocupa com a esposa dele (se você realmente se preocupasse não teria pego o bofe dela). Fora fazer fofoca ser feio e coisa de gente baixa, provavelmente ele nunca mais vai querer perdoar você depois dessa. Tem gente que conta tudo para a oficial pensando que se ela largar dele ele vai acabar nos braços da dedo-duro: mentira! Provavelmente ele vai ficar com ódio mortal de você e arrumará uma terceira mulher ou fazer qualquer outra coisa para não ter que olhar na cara da pessoa que destruiu a família dele.

A maior mudança tem que vir de você mesma: Saia da zona de conforto e comece a mudar a sua vida. Abra o seu coração para conhecer outros homens, para fazer outras coisas e viver outra vida. Parece exagerado, mas às vezes esquecer uma pessoa é como esquecer uma droga: no começo é difícil, mas vença um dia após o outro, quando você tiver deixado de atender a primeira, segunda, terceira ligação, você se sentirá mais orgulhosa do seu feito, isso levantará a sua autoestima aos poucos e aí é só ir de grão em grão nas atitudes até encher o papo e já ter se esquecido dele. Tem coisas que só você pode fazer por si mesma. Nós damos dicas, a decisão do "eu vou mudar e hoje eu vou dar o meu primeiro passo" partirá de você. Você tem que se sentir forte e interessada na mudança, porque se ficar com preguicinha e na zona de conforto, se contentando com migalhas, aí, minha amiga, nada vai mudar.

Ufa, acho que acabou! Desculpe se pareci dura, mas a intenção é apenas ajudar.

Quer mais dicas práticas para esquecer o ex? Cenas do próximo capítulo!

Lembre-se que um bom amigo fala o que você precisa ouvir, e não o que você quer ouvir.

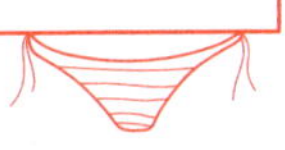

Dicas para esquecer o ex

Chega um dia em que você se dá conta de que já fez tudo o que poderia fazer pela relação, e que a chance de você ser feliz com aquela pessoa que você pensava que fosse para sempre se torna cada vez menor. Se no fundo você sabe que a história com o seu/sua ex acabou e que agora só resta esquecer, aqui vão algumas dicas para você superar essa perda mais facilmente. A gente sabe que é barra e que é fácil falar para quem está de fora, porém, você também sabe que o maior interessado nesse processo é você e que tudo dependerá do seu esforço pessoal. Então, vamos ter vontade de mudança!

Não ligue, não fique fuçando as redes sociais dele, evite frequentar os mesmos lugares, bem como ficar olhando fotos, cartas e presentinhos sentimentais que ele deu: Essa dica parece óbvia, mas muita gente faz essas coisas achando que não teria maiores danos, mas tem problema, sim! Como você se esquecerá de uma pessoa se você fica ligando para ela, se você quer saber o que ela faz ou deixa de fazer? Se você a vigia e sofre como se ela ainda fosse sua? Assim não dá, né? O PRIMEIRO PASSO PARA ESQUECER ALGUÉM É SE DESVINCULAR AO MÁXIMO POSSÍVEL DAS COISAS QUE TEM A VER COM ESSA PESSOA. Aproveite a situação, em vez de fuçar a vida dele, faça novos amigos. Não vá sempre ao mesmo barzinho, conheça novos ambientes, e assim por diante. Quanto as recordações materiais: você não tem nenhum amigo que estava de olho em algo que você ganhou, não?! Nenhuma instituição de caridade em vista? Se não quiser dar nada para ninguém e até mesmo achar que fazer isso é falta de educação, guarde tudo em um lugar bem isolado e só volte a pegar quando você realmente tiver superado tudo. O duro é saber se você terá

Obs.: Apesar de às vezes me referir a algum sexo em detrimento do outro, nem precisa falar que vale para todo mundo!

essa força de vontade toda e se os seus dedinhos não vão se coçar para ir lá desenterrar resquícios desse amor escondido em sua casa. E claro, ficar escondida chorando no banheiro relembrando os velhos tempos.

Nada de querer ser amiguinha: Pare de ficar enrolando para cortar logo o cordão umbilical dessa relação. Todo mundo sabe que esse papo de "vamos continuar sendo amigos" só serve quando ambos já se superaram 100% e quando não tem nenhum iludido na parada. Do contrário, só serve para nutrir esperanças em quem ainda está a fim para ver se quem sabe mais para frente consegue resgatar esse amor. Nem precisa falar que tentativas assim costumam dar errado e só fazem quem ama sofrer ainda mais. Quer fazer novas amizades? Procure um amigo de verdade, de preferência um que você não queira esquentar os pezinhos nele à noite.

Dê chance para os outros: Tem gente que teve um ex que nem era grande coisa assim, mas mesmo assim insiste em pensar que ele era "a última bolacha do pacote". Se você não der chance para o novo, como vai saber que o antigo já não saiu de moda há tempos? Nunca se esqueça também que, quando perdemos, tendemos a supervalorizar o que perdemos e fantasiamos o quanto o ex era perfeito só porque não temos mais ele. Acorde! Todo mundo tem defeitos e todas as relações tem suas rachaduras, então, nada de ficar pensando que o seu ex era um príncipe só para não dar chance para os outros ao ficar choramingando o leite derramado. Príncipes são perfeitos, e se ele fosse perfeito estaria com você e lhe amaria até hoje. Concorda?

Saia de casa: Você não precisa sair para caçar, até porque dizem que quando saímos com esse intuito na cabeça, aí que não pescamos nada mesmo. Porém, dar uma volta em um dia bonito, reparar no céu e nas flores pode parecer algo besta, mas que mesmo assim é capaz de fazer uma diferença enorme na sua vida. Paz de espírito é algo fundamental e acredite: você pode conquistá-la com as coisas simples da vida. Mas por favor: corra que nem diabo foge da cruz da internet, porque essa daí só estressa e deixa a gente mais ansiosa ainda nessas horas! Já pensou passar o dia inteiro fuçando as redes sociais dele? Isso só geraria banha e depressão! Sai fora satanás! Existe mundo fora da internet...

Saia com os seus amigos: Se tem algo que dura para sempre, é uma verdadeira amizade. Marque para fazer coisas que você não fazia por falta de tempo ou porque estava namorando e aproveite para colocar os assuntos em dia. Só cuidado com a cachaça, além de só servir para gastar dinheiro, se você beber demais ainda corre o risco de passar vergonha ao ligar chorando para o ex, dizendo que está morrendo de saudades e que quer voltar com ele! Típica coisa de bêbado, né? Sem contar que ninguém merece ele saber que você está bebadaça e falidona nos botecos da vida. Se for para correr atrás, faça isso sóbria, sem trocar as palavras e falar babando!

Nada de ficar falando apenas no falecido: Se você quer mudar de vida, você também precisa mudar o disco. Então, nada de ficar marcando encontro com os amigos para depois falar sem parar no falecido porque isso é chatice pura – para quem ouve, e para o clima da saída, né? Sem contar que isso só magoará ainda mais e fará chutar cachorro morto. Saia dessa vibe de velha chata e vamos falar de coisas boas! Vamos falar de vida, não de morte! Vamos falar de planos, não de perdas! Desabafar só é bom no começo, quando a perda ainda é recente. Depois disso só serve para cutucar ferida mesmo...

Faça um dia de beleza: Dizem que isso é coisa de mulherzinha, mas inclusive os homens deveriam tirar um dia para cuidar de si mesmos, ainda mais nesse clima de cemitério! Nem que seja para fazer um novo corte de cabelo, ou tirar aquela barba que já estava horrorosa há tempos. Quanto ao dia de beleza da mulher, nem precisa dizer, né? Uma bela hidratação no cabelo, bem como fazer as unhas já dá um *up* interno em qualquer uma de nós! Fazer umas comprinhas também é bom demais, né?! Só cuidado para não estourar o cartão, se não depois você terá mais um motivo para chorar. Só não se esqueça de ligar um sonzinho esperto enquanto você se embeleza, porque a música é a terapia gratuita da alma! No fim, você sairá dessa se sentindo linda e leve =)

Comece algo que você sempre quis fazer, mas que sempre enrolava: Sabe a matrícula na academia, na aula de violão, ou naquele curso de língua estrangeira que você sempre quis aprender? Tá esperando o quê? Ah, e aproveite e já use esses novos dotes adquiridos a seu favor para a próxima conquista!

Se você não gosta de salão, nem de comprar roupas e sapatos, por que não comprar os doces que você adora, ou a última geração do jogo que você tanto queria? Só cuidado para não ficar gorda de tanto comer ou de tanto ficar no ócio, ninguém merece ter que superar um término de namoro com uns quilinhos a mais de brinde...

CONQUISTA

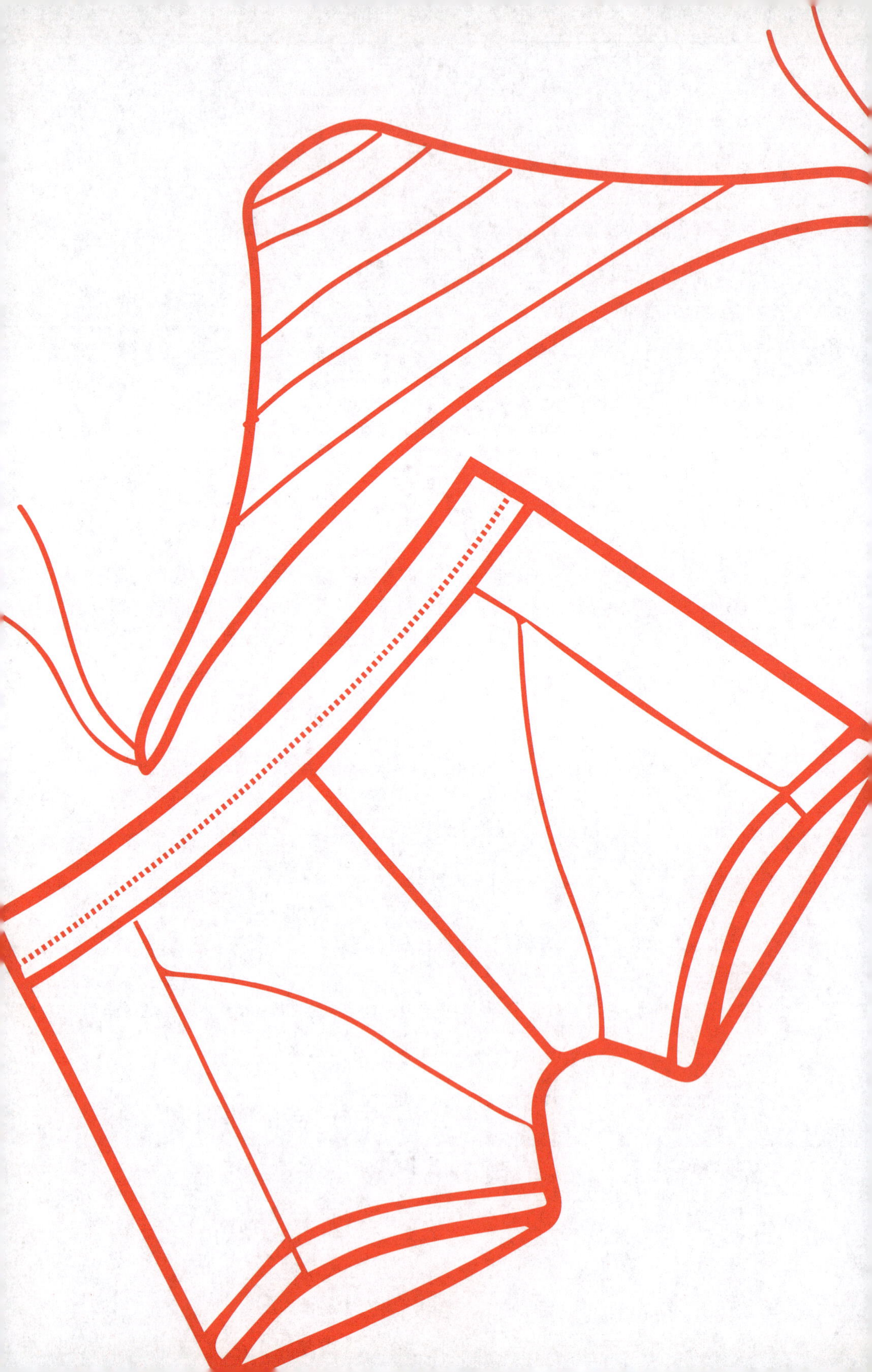

Ah, a conquista! Está aí algo que, em maior ou menor grau, todo mundo quer. Quem é que não gostaria de ter quem deseja, e até mesmo quem não deseja, à disposição? Doce sonho, né? Você pode até não querer se envolver, mas no fundo todos nós queremos ser conquistadores, seja de um bom emprego, de boas amizades, e por que não, de muitos amores e outras aventuranças. Somos competitivos e esse é o grande defeito, ao mesmo tempo em que é uma grande qualidade humana. O lado bom ou ruim só depende da situação, não é mesmo?

É claro que muita gente não pensa que conquistar sem poder cuidar só fará o outro sofrer as custas de manter você com o ego inflado, se sentindo o filé do pedaço. Porém, em geral, somos tão egoístas que parece que isso não importa: o que importa é deixar todo mundo doido para querer saber mais sobre você, e mais do que isso, querer tê-lo sempre por perto. Você quer ter a lista de telefone de A a Z esperando ansiosamente por sua ligação, não é isso?

Agora senta que vem a notícia ruim. É claro que deixar todo mundo aos seus pés é uma tarefa impossível, a começar pelo fato lógico de que cada um tem o seu gosto, e o que é mixaria para um, é ouro para outro. Porém, o lado bom é que existem certas características que, em geral, as pessoas costumam gostar e que tendem a aumentar suas chances de se dar bem na paquera, e é justamente sobre essas e outras coisas que vamos falar nessa área do livro.

Como não quero que você machuque alguém, peço bom senso na hora da conquista. De resto, pegue seus melhores atributos e vamos conquistar que isso é bom demais!

Obs.: Este texto fala fundamentalmente da beleza e demais características exteriores, que em menor ou maior grau, todos nós exigimos. Não importa se o seu padrão de beleza é o exótico ou o clássico: todos somos atraídos por um componente fútil e bonito aos nossos olhos (não necessariamente aos olhos dos outros) que nos faz suspirar.

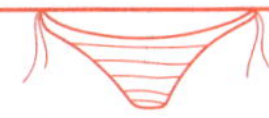

Um choque de realidade necessário: Todo mundo é interesseiro no relacionamento. Se não é amor familiar, nenhum amor é conquistado de graça.

Moeda de troca

Já faz algum tempo que vemos vídeos de mulheres gostosas na internet sendo zoadas porque quiseram um homem apenas depois de saber que ele tem um carrão, enquanto que ao mesmo tempo ninguém ironiza esse mesmo homem por ter merecido se dar mal ao ter escolhido uma mulher pela bunda.

Essa lógica seria como aquela que diz que o homem que escolhe mulher pelo corpo, merece ter um relacionamento de merda. No fim, de futilidade para futilidade, os dois definitivamente não estavam santificados e o que houve não foi nada mais do que a MOEDA DE TROCA: minha beleza, pelo seu dinheiro. Em briga de cachorro grande, existe mesmo um coitadinho?

Tem gente que tenta alegar que o interesse pelo dinheiro é "mais feio" do que o interesse pela beleza. Não acredito que seja verdade, QUANDO SE TRATA DE FUTILIDADES, CADA UM QUE COLOQUE O SEU PREÇO E "COMPRE" QUEM QUISER.

Assim, se o homem quer uma gostosa, e a mulher quer um homem rico, cabe aos dois que, figurativamente falando, são "compradores e vendedores", decidir se a troca vale ou não a pena. Sei que a beleza tem prazo de validade, mas se o ~~interessado~~ punhetão for inteligente, ele faz as suas regras, bem como a ~~interessada~~ biscatinha também pode estabelecer que rico muquirana é pior do que pobre: se for para mostrar a Ferrari, tem que tirar o escorpião do bolso também, porque olhar o carro bonito por si só não compra Louis Vuitton, nem viagens caríssimas. Nessas horas, saber que o homem é rico e não poder gastar o dinheiro dele daria no mesmo – ou até pior – do que namorar um homem sem boa condição financeira, visto que se ele for mão aberta, já fica melhor do que o "rico muquirana tira onda" que acha que papo preenche desejos sólidos de biscate.

Agora, tentar medir quem foi mais fútil nessa história toda, se foi o homem ou a mulher, isso é bobagem.

SE DIZEM QUE É DO INSTINTO DE MUITOS HOMENS GOSTAR DE BELEZA, POR QUE NÃO SERIA DO INSTINTO DE MUITAS MULHERES GOSTAR DE CONFORTO? De acordo com a teoria da "boa mãe bisca", esse conforto iria para os filhos dela, e lá vai fundamento que inevitavelmente necessitaria do dinheiro para acontecer – o que inevitavelmente desembocaria no homem rico como espécie atrativa.

Alguém pode dizer "se quer dinheiro, que vá trabalhar!". Mas esse seria um pensamento um tanto quanto ingênuo: quem gosta mesmo das verdinhas, sabe que encher o porquinho nunca tem limites. Assim, ~~ela~~ a bisca pode muito bem ser rica e trabalhadeira e mesmo assim querer um ~~homem~~ comprador tira-onda rico.

Seria esse acontecido certo ou errado? Eu não sei, só sei que adoraria saber que as pessoas têm interesse em mim. É claro que eu choquei contando um caso extremo sobre o cúmulo do cúmulo da futilidade, porém, saindo desse caso exagerado da mulher gostosa, que é superficial e limitado demais e indo para adjetivos que vão além de ter um belo corpo.

Quem é que não gostaria de ter o máximo de qualidades possíveis que causam admiração e, chore: que inevitavelmente, você querendo ou não, acabam desembocando no interesse? Ser lindo(a), gostoso(a), inteligente, engraçado(a), ter um bom trabalho, ser um bom companheiro daqueles que todo mundo quer saber a sua opinião, e quem sabe ser rico(a)?

Em uma sociedade hipócrita, parece "feio" e egocêntrico falar assim, mas a verdade é que A ESMAGADORA MAIORIA DA POPULAÇÃO DESEJA ISSO. Nesse mundo moderno, todo mundo quer ter sucesso, e esse "ter sucesso" infelizmente está (quase) sempre ligado a poder. Só que ter poder hoje em dia ora está ligado à beleza, ora está ligado ao dinheiro, e algumas poucas vezes está ligado à inteligência, que algumas pessoas preferem chamar de "QI" ("quem indica", que por sua vez vem de uma pessoa de poder).

Se o gosto é dela, é ela quem escolhe o seu perfil ideal e reza para ser correspondida, e é claro que o contrário também vale para os homens. Essa é uma realidade triste e chocante, mas como diriam os franceses: c`est la vie.

Dói, mas não é essa a realidade? É evidente que esse não é o caminho total para a felicidade, mas que aumenta a autoestima e facilita a vida de muita gente que souber administrar, isso é fato. Se você fosse hippie ou daqueles estudiosos que conseguem o equilíbrio e a felicidade interna, você realmente não desejaria isso, mas aí você entra na exceção que definitivamente não é o tema central deste texto.

Se é o que muita gente deseja – e mesmo que inconscientemente faz isso para ser aceito e amado – qual é o problema em ser desejado a começar pelos detalhes fúteis? **Será por que o seu pensamento hipócrita age como se só você pudesse ter interesses?** Se é que você tem cacife para admitir que também é interesseiro! Ouso a dizer que o amor começa pela observação e pelo interesse, não pelo coração. Nem que seja pelo interesse masoquista em só notar quem esnoba você. Se precisamos de alguma motivação externa para sentir e conquistarmos um primeiro olhar, e se ninguém se apaixona pela pessoa menos atraente do mundo por caridade, qual é o problema em usar esses detalhes para, quem sabe com o tempo, conquistar algo maior?

Infelizmente, a conquista não é muito diferente da escolha do nosso doce favorito: PRIMEIRO ELE CHAMA OS NOSSOS OLHOS, DEPOIS A GENTE COME E SENTE SE ELE VAI OU NÃO PARA O CORAÇÃO. Quem é que não tem interesses?

Naturalmente que existem pessoas mais fúteis e outras menos fúteis do que as outras, mas, no fim, são todas fúteis e elas só mudam as preferências. Tem gente que gosta de *status*, de dinheiro, outros gostam de gente bonita. Tem gente que gosta de tudo isso e mais um pouco.

Sem ser grosseira, mas já sendo, vamos para a realidade. Tem gente que já não é uma pessoa muito inteligente e nem muito agradável. Para acrescentar, ainda é chata, não muito atraente, e não raramente ainda escolhe as pessoas mais tops do mundo para se apaixonar, o que a meu ver só comprova que a futilidade pode ser um primeiro estímulo para o coração.

O triste é que esse ser que ama e que não tem muitas qualidades costuma levar fora atrás de fora por não ter tantas características positivas que valham o coração do ser amado. Como é de se esperar, não raramente esse é o tipo de gente que acaba falando mal do mundo, falando que todo mundo é fútil, que só liga para dinheiro, aparência, mas bem que ele está sempre lá, desejando uma pessoa que tenha muito disso e que nem o olha.

É ironicamente aí que muita gente que se sente vítima de interesseiros e invejosos deveria fazer uma espécie de agradecimento ao ver o lado bom da coisa. Oras, se você desperta esse olhar é porque você conquistou muita coisa nessa vida, e aí, CABE A VOCÊ SABER ADMINISTRAR E DIFERENCIAR AS PESSOAS QUE GOSTAM DE VOCÊ ÚNICA E EXCLUSIVAMENTE POR CAUSA DE SUAS QUALIDADES, DAS PESSOAS QUE, AINDA QUE À PRIMEIRA VISTA GOSTARAM DA PESSOA QUE VOCÊ SE TORNOU, APRENDERAM A GOSTAR DE VOCÊ DE VERDADE E AGORA SÃO CAPAZES DE FORMAR UM VÍNCULO DE PARCERIA CONTIGO NA QUAL AMBOS TERÃO OS SEUS BENEFÍCIOS. Daí quem sabe não vira amor, visto que, querendo ou não, este tem por base a admiração do ser amado?

Se eu estivesse interessada em alguém, ficaria extremamente feliz caso a pessoa tivesse um interesse em mim que pudesse compensar o interesse que eu tenho por ela.

Muita gente gosta de distanciar o interesse do amor, como se eles fossem lados opostos da mesma moeda, enquanto na verdade eles são quase que um mesmo lado.

Você pode se revoltar, mas a verdade é uma só: mesmo para quem acredita em amor à primeira vista, a manutenção dele, bem como a sua durabilidade, só ocorre a partir de interesses primeiros, que com o tempo aproximam você da essência da pessoa amada.

PRIMEIRO VOCÊ OLHA O EXTERNO, NEM QUE SEJA O SORRISO, AS ROUPAS, OU UM BELO OLHAR; SÓ DEPOIS VOCÊ SE APROXIMA DA ALMA. E NÃO ADIANTA FALAR QUE VOCÊ SÓ LIGA PARA PAPO E INTELIGÊNCIA, PORQUE SE FOSSE APENAS ISSO O SEU MELHOR AMIGO NÃO ESTARIA NA FRIENDZONE (TAMBÉM CONHECIDA POR ZONA DA

> *Será que você não está jogando ovos no seu próprio espelho e só está tão indignado por não ter o que deseja ao seu alcance?*

AMIZADE. AQUELE SER QUE VOCÊ ADORA, MAS DEFINITIVAMENTE NÃO QUER SE CASAR COM ELE).

Isso me lembrou a lógica de adotar um cão: a maioria das pessoas, mesmo as que se dizem superdesapegadas, preferem os cães de raça e inclusive pagam caro por eles; e mesmo as que adoram um vira-lata, os adoram por algum motivo.

Primeiro você tem motivos para gostar, mas só depois vêm os motivos para amar. É certo que muitas pessoas adotam um cão – ainda mais se ele morar nas ruas – ou começam um relacionamento entre homem e mulher por pena, carência ou caridade, mas convenhamos: NEM PENA, NEM CARÊNCIA, NEM CARIDADE É AMOR.

Amor a gente só sente depois de um tempo, depois que houve uma parceria carregada de oportunidades para lutar por objetivos em comum, vencer tristezas e então perceber que a sua metade da laranja é tão atraente por dentro, quanto um dia você viu que ela é por fora.

A sua concepção de beleza também não precisa vir de um rosto, um peito ou de uma bunda padrão de televisão, mas sim daquele componente atrativo que faça pensar: é essa pessoa que eu quero ter para mim.

Lembrando que beleza não é apenas o gato ou a gata da capa de revista, mas sim aquilo que você tem como padrão pessoal e que faz com que o seu coração ~~deseje~~ tenha interesse por aquela pessoa.

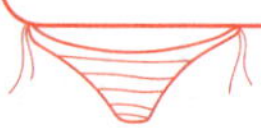

Dicas para não passar o resto da vida encalhado(a)!

Muita gente não sabe o que fazer para conseguir – ou até mesmo manter – um relacionamento sério. A pessoa afirma que é bonita, gostosa, cheirosa, gata, deliciosa, apetitosa e mesmo assim não consegue mais do que um encontro ou uma noite casual.

Mas o que será que faz ter tanta dificuldade para conseguir algo sério? Calma, você não vai morrer sozinho, só basta ter boa vontade e autocrítica suficiente para mudar algumas coisas em você, bem como se dar conta de que algumas lendas sociais não são tão verdadeiras assim na prática. Vamos destrinchar algumas coisas:

Só beleza não põe mesa: É claro que ninguém quer alguém esculachado, daqueles que dá vergonha de apresentar para a mãe e para o tio palhaço que zoará você para o resto da vida pelo mau gosto. Porém, não pense que só porque você é mais bonito do que aumento salarial que isso será o suficiente para conquistar alguém. Gente com boa embalagem pode ser bom de olhar e dá vontade de comer, mas se o recheio não for bom, a gente considera propaganda enganosa e já começa a procurar outras marcas.

Qual é a sua fama na rodinha?: Está aí uma modinha social que funciona pouco na prática. Muita gente tem orgulho em dizer que pensa que "cada um fica com quem quiser e o resto que se dane", mas sabemos que na vida real o buraco é mais embaixo, tirando as raras exceções, ninguém quer ficar com aquela mulher que tem fama de biscatona, nem com o homem que já tentou chegar até na tiazona casada que tem dez filhos para criar. Isso tira o charme de qualquer pessoa pelo simples fato de parecer que "ela atira para todos os lados" e que nem precisa ser lá grande coisa para conquistá-la, coisa que também é broxante para quem quer se sentir especial. Tudo bem que tem homem com a síndrome do "capitão salva-biscate" e mulher com a síndrome da "salva-cachorrão", mas convenhamos, ATÉ QUEM GOSTA DE GENTE ASSIM DIZ TER MEDO DE SE ENVOLVER E DEPOIS NÃO CONSEGUIR MAIS LEVANTAR A CABEÇA (não, não é de vergonha, é pelo peso do chifre mesmo kkkk). Assim, muita gente "fica" e faz um fast food com esse tipo de pessoa, agora, levar para a casa e apresentar para a mãe são outros quinhentos...

Você transa de primeira?: Outra modinha modernosa é dizer que cada um faz o que quiser com o próprio buraco, mas realidade, né, gente? Fazer você pode fazer, porque o buraco é seu mesmo. Porém, como o mundo atual é estilo "moderno hipócrita", não ser julgado por isso raramente acontece. Em se tratando de mulheres, é raro o homem que REALMENTE valorize e confie na mulher que mal o conheceu e já liberou a preciosa para ele (para mais informações sobre isso recomendo ler o texto "Por que as mulheres não transam de primeira", presente neste livro). Muitos dizem gostar disso só para comer mais rápido, e não porque gostam de fato. É claro que existem exceções, mas basta perguntar para os seus amigos SINCEROS E QUE NÃO FALAM QUE GOSTAM SÓ PARA TER COMIDA FÁCIL se eles realmente acham "tranquilo" – e até mesmo preferem – que a mulher libere logo na primeira noite. Se você perguntar, a maioria com certeza dirá que "não" e ATÉ OS QUE FALAREM QUE "SIM" VÃO DIZER QUE AINDA ASSIM PREFERIRIAM QUE TIVESSE HAVIDO UMA CONQUISTA MAIOR. Felizmente ou não, muito homem ainda tem aquele espírito caçador de só valorizar e se gabar pela caça quando a mesma foi difícil.

Obs.: Quanto aos de bermuda, eu particularmente não curto homem que mal conhece a pessoa e já quer fazê-la de comida em vez de levá-la para comer. Porém, confesso que essa opinião é mais pessoal e muita mulher deixa isso passar batido, ou seja, não se importam tanto quanto os homens. Isso quando elas não se importam nadinha e acham que isso é coisa "normal de macho". Como é bom ser homem nessas horas…

Excesso de disponibilidade e grude, ou ao contrário disso, excesso de "indisponibilidade", assusta: Vocês já repararam que parece que hoje em dia todo mundo é 8 ou 80 e ninguém consegue mais ser 40? Tem gente que mal conhece a pessoa e já liga todo dia, está sempre disponível nem que mate a mãe para poder sair, e em casos mais extremos, fica até cobrando que a pessoa "assuma logo um compromisso". Parecendo ou não joguinho de revista teen, o fato é um só: todo mundo quer sentir um gostinho de conquista. Não adianta falar que gosta de gente super gente boa, que tenha tempo para você 24 horas por dia e bláblábla, porque se isso acontecer na prática – e tirando as raríssimas exceções – você se enjoa e acaba dando um jeito de se livrar rapidinho da pessoa.

Inteligência é algo bom, mas pagar de cult demais enche o saco: Já percebeu que tem gente que sempre tem uma teoria filosófica para tudo? Eu não sei, mas sempre achei que gente que quer mostrar inteligência demais acaba parecendo burra. É legal ter coisas interessantes para dizer, mas isso não significa que você tenha que ser o pedante do momento, que acha que pode ensinar tudo ao outro. Sem contar que mesmo que o outro se convença de que você é realmente inteligente, corre o risco dele se sentir burro, não saber acompanhar seu raciocínio e acabar se afastando por isso.

Seja parceiro(a): Não adianta nada ser bonito e ter um bom papo se você não é parceiro da pessoa. É claro que se vocês se conheceram há pouco tempo, você não vai se oferecer para escalar o monte Everest em nome do amor, porém, convenhamos que atitudes como falar menos e ouvir mais, se preocupar com o que o outro

> **Obs.:** Da mesma forma que as pessoas não gostam de excesso de grude e disponibilidade, se você nunca tem horário e está sempre indisponível, acaba passando a ideia de que a outra pessoa é literalmente um nada. Assim, se essa pessoa tiver o mínimo de orgulho e bom senso, ela acabará se distanciando, até mesmo para se proteger (oras, ela não quer ter o coraçãozinho partido: "oun!").

tem a dizer, e até mesmo oferecer coisas simples, tal como ajuda para encontrar um bom dentista sempre caem bem e aumentam as chances da pessoa querer você por perto. Se ela não pode contar com você, é melhor ter um sexfriend mesmo que sai mais em conta. Ah, mas fique esperto! Ser presente e prestativo não deve ser apenas quando o outro pede, mas também uma questão de bom senso.

A propósito, muita gente faz questão de nem começar um relacionamento por conta dessa inutilidade geral: se ter alguém e nada é a mesma coisa, você vai sentir falta do quê? Melhor jogar videogame ou comer chocolate mesmo.

Por fim, não podia deixar de falar uma frase bem breguinha, mas que é verdade...

Seja menos egoísta, tenha um pouco mais de paciência e boa vontade: Nada cai do céu, e sabemos que todo bom presente custa caro. Assim, é necessário saber que para ter um pouco do outro, é necessário doar um pouco de si. Parece óbvio, mas muita gente não pensa nisso. Se um relacionamento é a dois, por que diabos uma pessoa se apaixonaria por alguém que nunca quer perder algo e sempre quer levar vantagem em tudo? Pensar no próprio umbigo pode parecer vantajoso a curto prazo, já que aparentemente você sofreria menos, perderia menos tempo, dinheiro e trabalho em geral, porém, depois você perceberá que isso só afasta as pessoas de você, fazendo com que não valha a pena.

Lembre-se: o mundo estando cada vez mais desapegado como está, para você conquistar alguém tem que ter mais do que o básico, você tem que mostrar ter potencial para ser uma pessoa chave na vida do outro.

Você leu essas dicas, se enquadrou em quase todas, mas acha que o que falta mesmo é conseguir manter um bom papo? Então entremos nesse assunto...

Dicas para engatar e manter um bom papo

Está aí algo que falta em muita, mas muitaaa gente mesmo! Sabe aquela pessoa que é até interessante e que você até ficaria, mas que faz você mudar drasticamente de ideia depois que ela abre a boca, ou tenta engatar um papo que de bom não tem nada?

Pois é, cuidado que você pode acabar sendo esse tipo de pessoa, e como não queremos que você seja um inconveniente na hora da conquista, ou até mesmo na hora de conversar como quem não quer nada, bolei algumas dicas para ajudar.

Esqueça a timidez e a baixa autoestima: Tem muita gente que é superlegal e super bom de papo no dia a dia com os amigos, porém, na hora que vai engatar um papo com a pessoa de interesse, simplesmente trava e, em outros casos, até consegue falar, mas como está nervoso demais na situação, não consegue soltar nada que preste. Eu sei que é difícil, mas tente esquecer por um momento sua timidez ou sua baixa autoestima. Note que você pode até ter esses problemas, mas concorda que se você ficar se lembrando deles na hora do tão esperado encontro você tende a piorar ainda mais as coisas? Ansiedade, nervosismo, timidez e baixa autoestima só servem para duas coisas: ou para piorar o que eventualmente já estaria ruim ou para enganar ao fazer acreditar que o que na verdade estava ótimo estava ruim, entende?! Pois é, tem gente que está até mantendo um bom papo e que é muito mais interessante do que pensa, mas aí foi dar atenção para o "capetinha" interno e acabou desencaminhando tudo, percebe? Por via das dúvidas relaxe por que de duas uma: ou você não estraga tudo com pensamentos negativos e continua mandando bem ou você se mantém calmo e pelo menos não piora a situação. Entendeu a lógica da coisa?! Sentimento ruim só serve para piorar as coisas e para "pretiar" o nosso senso de realidade. Nunca se esqueça disso!

Se você foi atrás, saiba que, pelo menos de início, o maior interessado é você: Infelizmente, o maior interessado sempre tem que se esforçar mais do que o alvo do interesse e isso acontece por um motivo muito simples, a pessoa já chamou sua atenção, coisa que não necessariamente é recíproca. Para virar recíproco e você conquistar o seu espaço, tem que se esforçar e fazer a sua parte, concorda? Isso significa no mínimo manter um papo interessante, coisa que automaticamente fará você brilhar um pouco mais no ambiente. Dizem que o homem bom de gogó costuma fazer milagres e essa lenda tem lá suas verdades.

Tenha o que dizer: Não tem coisa mais chata do que gente que quer falar conosco, mas não sabe o que dizer. Fica naquela "Oi, tudo bem?", "O que você fez hoje?" e morreu o assunto. O "Oi, tudo bem?" até vai porque é um sinal cultural de cortesia e boa educação e que serve para iniciar a conversa, porém, ele é apenas o início, não a conversa inteira. Sem contar que é desagradável gente que fala "Oi, tudo bem", você responde que sim e retribui a pergunta, a pessoa responde igualmente sim, e se o papo não acaba, fica naquele "hum...", "legal", "hehe". Aff... Fiquei irritada só de escrever isso! Tenha sempre em mente algo para perguntar logo após a cortesia, mas...

Tenha cuidado com o assunto: Ter o que dizer é muito importante, porém, lembre-se de que isso não é a mesma coisa do que bancar o sabichão, ou o cientista tagarela. Tudo bem que você pode encontrar uma pessoa que adore isso, mas como você só vai descobrir isso com o passar do tempo e a maioria das pessoas não gosta, tente ter de início assuntos que sejam interessantes e que não cobrem um conhecimento científico ou muito aprofundado da outra pessoa, até porque você não vai querer que ela se sinta deslocada, certo? Ninguém se interessa em conversar sobre assuntos que nos deixam perdidos, e até mesmo nos sentindo meio – ou seria totalmente? – idiotas.

Mas como vou saber de que assunto a pessoa com quem pretendo conversar gosta?: Esse é o ponto mais difícil, mas não é impossível em caso de você ser uma pessoa atenta aos sinais. Se você já conhece a paquera de algum lugar, como um trabalho, ou qualquer outro ambiente em comum, ótimo e basta você usar isso ao seu favor. Nesse caso, você pode por exemplo perguntar se ela conhece um lugar "x" perto do ambiente de trabalho e fale que um dia você gostaria de almoçar por lá. Aproveite para perguntar se ela gostaria de acompanhar você nessa empreitada e aí é só torcer para levar um "sim". Se você levar um "não", cabe analisar se a justificativa para a recusa é coerente, ou se foi apenas para se livrar de você. Se pareceu ser uma desculpa real, chame-a para sair em um outro dia. Se ela disser "não" novamente, aí você já pode começar a desconfiar, bem como cogitar a partir para a próxima.

Se ao contrário disso você está vendo a sua paquera pela primeira vez na vida e não tem a mínima ideia do que dizer, e quase não tem outra saída que não seja parecer minimamente clichê, o jeito é começar com perguntinhas clássicas como "Você está esperando alguém? Posso fazer companhia enquanto isso?". Perguntas como essas são muito boas, porque ao mesmo tempo em que são simples e não são muito invasivas, você já consegue tirar muita coisa a partir das respostas que a pessoa der. Assim, se você estiver com o seu "semancol" ligado, você será capaz de perceber se a pessoa quer ou não conversar. Se, por exemplo, ela falar que está esperando o namorado ou responder grosseiramente você já entendeu o recado, né? Do contrário, se ela falar que está ocupada, mas que em um outro dia vocês podem se falar com mais calma, você pode arriscar a pedir o telefone dela e anotar um pontinho a mais no seu caderninho de coisas boas. Se, melhor do que tudo isso, ela estiver desocupada e der um bom tempo de conversa, aí seus olhinhos já podem começar a brilhar mais ainda! É claro que como seria a primeira vez que você a estaria encontrando, você pediria o telefone em qualquer uma das hipóteses nas quais ela demonstrasse certo interesse em você, né?! Afinal de contas, você não quer que ela suma mundão afora e você nunca mais a veja!

Seja gentil e demonstre interesse pelo outro: Desde que a pessoa dê assunto, perguntar a opinião da mesma sobre algo tende a fazer a conversa fluir bem, bem como faz com que ela se sinta mais importante. Essa atitude acaba passando a ideia de que você se importa com o que ela tem a dizer, aspecto muito positivo. Sem contar que quem ouve mais e fala menos acaba tendo um maior leque de possibilidades de perguntas – e até mesmo de propostas para um encontro – que variam de acordo com o que ela responder. Assim, se por exemplo ela fala que o que ela gosta mesmo de fazer é desenhar, você já tirará daí que "desenho" é um assunto de interesse dela. Com isso, você pode falar sobre alguma experiência que teve relacionada ao tema, e por aí vai. Em muitos casos, pouco importa a abordagem (desde que ela não seja invasiva, claro), mas sim a recepção que a pessoa dará e que acabará ajudando não só a iniciar e manter um bate-papo legal, como também ajudará a medir o interesse a partir das reações que ela tiver durante a conversa. Se ela falar que está ocupada, ficar com aquela cara de saco cheio e só responder com meias palavras você já sabe o caminho da porta de saída, né? Nesse caso, não force que é melhor.

Ela não respondeu direito, mas você não tem certeza se o problema é você ou o tema que você abordou?: Bem, só resta mudar o assunto e ver como ela reage, MAS ATENÇÃO, se você já tentou pelo menos três assuntos (que podem ser levantados inclusive em dias diferentes) e ela cortou ou deu pouca bola, provavelmente ela não está interessada em você, e isso pode acontecer mesmo se a temática que você propôs for boa. Mesmo que a pessoa goste do assunto que você está tentando puxar, pode acontecer que ela se faça de desinteressada e corte por ter percebido que você está a fim dela e que havia "uma malícia no papo", e não pela qualidade do assunto em si. Se ela não for uma pessoa que acredita que vocês podem ser amigos apesar disso, ela se fará de desinteressada só para se livrar de você, o que nem precisa dizer que você se deu mal e já pode dar um jeito de sair de fininho. O lado bom disso tudo é que o contrário não raramente também acontece, muitas vezes, se a pessoa está interessada na gente e desde que a gente não seja uma "besta completa", não importa tanto o que a gente fala que ela dará um jeito de continuar o assunto, e caso não goste da temática, ela mesma mudará o foco para poder continuar a conversa. Tudo dependerá do nível de interesse e de boa vontade que estiver rolando na hora. Como disse, se o interesse inicial é seu, o esforço inicial acaba sendo seu também, porém, se você teve a sorte da pessoa também ter interesse em você, a vontade em fazer dar certo acaba sendo dos dois, concorda?!

A pessoa parece estar gostando do assunto, e agora?: Esse é um ótimo sinal, e uma dica que funciona para a maioria das pessoas é otimizar ainda mais os seus pontinhos ao fazer com que o outro dê risadas. Claro que você não precisa parecer um bobo da corte, mas simpatia é algo que atrai a devastadora maioria das pessoas, então, se o papo estiver bom e você ainda fizer a sua companhia soltar boas risadas, nem precisa dizer que você estará quase ganhando o troféu de ouro, né? Sem contar que com essa rabugice que vemos no mundo, gente alto astral que nos faz rir vira artigo de luxo. Ponto para você!

Evite tirar vantagens pessoais durante o assunto, tais como falar da sua boa condição financeira, etc.: Nessa entra a clássica "quem muito fala sobre o que tem, depois não pode reclamar de ser tratado como mercadoria". Sem contar que quem faz isso depois não poderá reclamar que só atrai gente interesseira, porque agir assim é o mesmo que jogar isca no aquário e querer que não suba nenhum peixe. Ainda que você seja uma pessoa rica, omitir isso acaba sendo uma forma de não deixar dúvida se a pessoa gostou de você por causa do seu charme pessoal, ou por causa da sua carteira avantajada, do tamanho de Paris.

E se nada disso adiantar?: Aí você relaxa porque você já fez tudo o que estava ao seu alcance. Depois você enxuga as lágrimas e procure outra pessoa com quem valha a pena conversar. Os sábios já diziam "procure por pessoas que gostem de manter um bom papo", porque isso é uma das coisas que você mais fará durante toda a sua vida.

Você costuma paquerar mais no virtual do que no tête-à-tête? Então as cenas do próximo capítulo são para você!

Você costuma ter muitas paqueras virtuais? Cuidado que nem tudo que reluz é ouro!

Marcar um encontro com alguém da internet é algo que está cada vez mais em alta. Sabe como é, as pessoas estão saindo cada vez menos de casa, se apaixonando cada vez mais pelos smartphones, e achando cada vez mais prático e econômico conversar através das teclas.

A escolha pela internet pode vir da pessoa que se julga antissocial ou tímida demais para sair de casa, até de gente que quer mais é economizar marcando encontros "pré-garantidos" em detrimento da dúvida e do esforço pessoal que as baladas costumam exigir de seus frequentadores dispostos a dar uns amassos.

Sem contar a ajuda que vários aplicativos de paquera dão ao internauta e que acabam por impulsionar uma vez mais essa ala dos encontros virtuais. Se muita gente quer essa facilidade virtual, nada mais esperado que a necessidade de aprender a dançar conforme essa nova música.

Está tudo indo muito bem, está tudo muito bom, porém, sabemos que a pessoa que conhecemos virtualmente nem sempre é a pessoa que parece ser. E ainda que estivéssemos loucamente apaixonados jurando por tudo que essa é a pessoa mais inofensiva do mundo, ainda assim vale a pena tomar algumas medidas e precauções, até porque você não vai querer se arriscar só porque foi fisgada por alguém que você nunca nem olhou nos olhos.

No fim, você ama mais você e a sua segurança, certo? Certo! Se é assim, veja algumas dicas que pretendem diminuir as chances do seu encontro desembocar em um assalto, ou até mesmo em um estupro. Não, não estou sendo pessimista, estou apenas tentando ajudar. É fato que existem pessoas maravilhosas na internet, mas também existem bandidos e estupradores. Como o seguro morreu de velho, vamos tomar algumas precauções.

Só marque encontros com pessoas com quem você já fala há algum tempo: Tem gente que acaba de conhecer alguém e já quer ir logo marcando um encontro, atitude nem um pouco recomendada. Primeiro porque QUANTO MENOS VOCÊ CONVERSA COM ALGUÉM, MENOS VOCÊ CONHECE SOBRE ESSA PESSOA. Segundo porque é necessário tempo para saber se você realmente está interessada a ponto de "valer o risco". Lembrando que em um primeiro momento e em poucas conversas é fácil ser legal, e até mesmo convincente. O duro é continuar sendo legal e mantendo a máscara depois de muito tempo de conversa. Sendo assim, tenha paciência e não haja só porque a sua periquita, o seu piu -piu ou o seu coração carente está chamando, só marque um encontro quando você souber o suficiente sobre essa pessoa. Ninguém peca por conhecer alguém demais, mas sim quando conhece de menos, se ilude no resto e depois sai choramingando por aí porque quebrou a cara.

Veja a pessoa na webcam: Esse item é necessário não apenas para você ver se a pessoa é minimamente atraente (e nem adianta falar que isso aí não conta, porque conta sim!), como também para ver se ela existe mesmo. Não acho uma boa ideia confiar só em fotos, porque elas podem meter a gente em uma grande furada ao nos decepcionar na hora de conhecer ao vivo: "Oi, é você mesmo? Pensei que você fosse loiro dos olhos verdes! Você diminuiu de altura? Ah, entendi, você passou por um grande estresse e por isso que também perdeu os cabelos!". Se a pessoa não tiver webcam, peça para comprar, para ir em uma lan house ou na casa de amigos. Se ela está mesmo a fim, ela tem que dar um jeito, né? Para estimulá-la a fazer o que você quer e não ficar uma cobrança chata, você pode falar que você ligará a sua também. Isso com certeza será um belo estímulo e fará com que ela ligue a cam rapidinho. Só não vá desbancar para a putaria total mostrando a cara e o seu resto de pele para depois chorar porque o seu vídeo foi parar no youtube.

Cuidado com as fortes emoções! E se ela não quiser ligar a cam de jeito nenhum? Aí que você desconfia MESMO!

Tenha também o número do telefone fixo da pessoa: Eu sei que hoje em dia todo mundo dá o número de celular, e é claro que esse número também é importante, porém, também seria legal ter o da casa da pessoa, porque só assim você saberia onde encontrá-la caso acontecesse algo ruim. Celular é só desligar, mudar de número, de chip ou sei lá o que e você nunca mais saberá sobre o paradeiro dessa pessoa. Já com o telefone fixo o buraco é bem mais embaixo! Só não se esqueça de um dia ligar para o número que ela deu como quem não quer nada a fim de saber se essa pessoa mora mesmo onde diz morar. Quanto a você dar o seu telefone fixo, cuidado para não acabar dando para um psicopata que, depois que você descobriu que não quer nada com ele, ainda continuará ligando que nem doido para tentar fazer você mudar de ideia.

Tenha alguma rede social da pessoa: Hoje em dia tem um monte de malandrinho que fala que não tem nenhuma rede social, mas tem! Tudo bem que alguns não têm mesmo, mas sabemos que hoje em dia quem não tem é a extrema MINORIA, e que muitos omitem esse dado por serem casados, ou até mesmo por serem perigosos de alguma forma. Se ele insistir em dizer que não tem, certamente terá alguma informação facilmente acessível na internet, nem que seja o currículo lattes ou vitae usados para fins profissionais e acadêmicos. Então atenção nesses itens também. Também fique de olho para ver se o perfil que eventualmente ele der não é fake (falso). Assim, veja se existe movimentação na conta dele: se tem mensagens de pessoas amigas, bem como fotos verídicas. A quantidade de amigos também pode ajudar a descobrir se o perfil é real ou não. Tem gente que só tem meia dúzia de amigos em um perfil que está superparado, que não tem mensagem de nenhum conhecido falando que o almoço foi legal, nem de mãe, nem de ninguém. Então olho nisso!

Dica: Dois tipos de homens costumam odiar dar o telefone fixo, bem como suas redes sociais e demais informações verídicas: os bandidos e os comprometidos!

Conte para alguém sobre essa pessoa: O ideal mesmo é contar para os pais sobre esse possível encontro, porém, tem gente que não quer contar de jeito nenhum por não se considerar tão próximo da família assim. A segunda opção fica sendo um amigo CONFIÁVEL, para que você passe informações sobre a pessoa que você está paquerando (telefone, facebook, quando e como o encontrará, etc.), para que ele saiba o que poderia ser feito caso você suma.

Marque SEMPRE, SEMPRE, SEMPRE o encontro em um lugar público: A princípio, nada de aceitar convites para ele buscar você em casa ou deixar em casa depois. Eu sei que é cômodo não pegar um busão ou deixar de ir a pé para estar em um carro confortável, mas atenção, você ainda não conhece essa pessoa para ficar sozinha em um carro com ela. Para não ficar chato recusar a carona, fale que você prefere encontrar com ele direto no shopping (por exemplo) porque tem que fazer umas coisas lá perto um pouco antes, ou algo do tipo.

Atenção a esse item: Parece que tem um golpe, até bem comum por aí no qual a pessoa até aceita um encontro em lugar público, mas chegando lá pede para a vítima ir para um outro lugar, dando uma desculpa qualquer. Inclusive, muitos constrangem a vítima alegando coisas do tipo "e eu lá tenho cara de tarado?!" "agora você já me conheceu, vamos sair daqui?!". Então cuidado redobrado a princípio e enquanto você não tiver CERTEZA de quem é a pessoa, fale que espera que ela entenda que você se sente mais confortável lá, e que não force a barra, até porque se forçar fica mais suspeito ainda... Se você é do tipo mais passiva e não quer falar tudo muito na lata, diga que tem que ficar lá, pois sua amiga vai deixar algo, e depois fale que não deu para a amiga ir se for o caso. O que vale aqui é manter a sua segurança, SEMPRE!

Tente levar uma amiga ou tenha alguém de confiança de olho em vocês: Se não der para a sua amiga ir junto, que ela fique por perto, e ele nem precisa saber que ela estará por lá! Se não der para fazer isso, avise para alguém confiável – tal como o segurança do shopping – que você em breve estará conhecendo alguém da internet, para que ele fique de olho até que você o avise que está tudo bem (nisso vocês podem marcar um gesto para você não precisar falar para o carinha do encontro: "Peraí que vou avisar para o segurança que você não é um delinquente" haha.

Dê preferência para bebidas enlatadas e comidas que não ficaram apenas com ele antes de você chegar: Eu sei que isso parece neurose, e pode até ser mesmo, mas como disse, o seguro morreu de velho! Desde que ouvi a história de uma conhecida que teve droga colocada na bebida por um homem que queria levá-la sei lá para onde (para rezar que não era), acho que não custa nada tomar uma precaução com esse item também! Ah, e se você deixou uma bebida perto dele e foi ao banheiro, por exemplo, pegue outra quando voltar e não beba mais da mesma. Vai que ele colocou algo nela? Para não ficar feio fale que esquentou e que por isso você pedirá outra, ou faça melhor do que isso: só saia quando tiver terminado de beber tudo! Só espero que essa bebida não seja alcoólica, porque aí todo o seu plano de segurança pode ir por água abaixo!

Boa sorte e só ache que uma pessoa é realmente confiável depois de muitas provas, não se baseie apenas no "amor" ou em um gesto ou outro. Observe sempre o todo, nunca as partes!

Tchã, tchã, tchã, tchã! Finalmente o primeiro encontro chegou! Veja algumas dicas para não fazer feio nesse momento tão esperado!

Dicas para mandar bem no primeiro encontro

Tem gente que acha que sabe tudo sobre conquista, mas na verdade nunca sabe! Esse assunto é igual universidade: temos sempre que nos especializar e mesmo assim estamos sempre atrás de alguém.

Você finalmente conseguiu sentar frente a frente com aquela pessoa que sempre esteve nos seus sonhos molhados e agora não sabe muito bem como se comportar na frente dela? Então vamos pensar racionalmente sobre alguns quesitos básicos na hora de se sair bem no primeiro encontro.

Não fique falando do seu ex: Não tem coisa mais broxante do que sair com alguém e essa pessoa ficar falando "ai meu ex me fez sofrer demais", "meu ex era um traste", ou então falando que o "ex adorava esse suco verde que vocês pediram" bláblábláblá. Quem perguntou? Ou melhor, quem é que quer saber que ele existe? Seu paquera que não é, né?! O seu pretendente não é o seu melhor amigo, muito menos o seu psicólogo para afogar as suas lágrimas. Se você ainda é apaixonada pelo ex nem deveria ter marcado um encontro, e se ao contrário disso você o odeia, esse não é o momento adequado para bancar a raivosa, certo? É claro que muitas vezes conversar sobre um relacionamento passado facilita nas "regras" e manutenção do relacionamento presente, porém, deixa para falar disso mais para frente, quando de fato você tiver um relacionamento. Ninguém merece mal conhecer alguém e já ter que ficar ouvindo sobre ex. Se para beijar na boca tiver que ir para o velório antes, quem é que vai querer beijar?!

Lembre-se de que se a primeira impressão é a que fica, a sua será ótima!

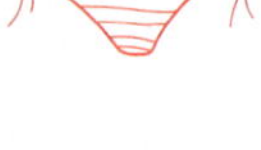

Não saia falando que você está cansada de ficar e quer um relacionamento sério: A gente entende que vida de "periguete" e de "periguceto" cansa, porém, tanto os homens quanto as mulheres costumam achar que afirmações como essas tiram a naturalidade do encontro e parece que você já começou dando indiretinha para namorar. Não precisa forçar a barra, se você for uma pessoa legal e levar os encontros de uma forma que os dois fiquem felizes, relaxe que se a outra parte gostar de você, vai rolar namoro mais cedo ou mais tarde. Mesmo que tenha gente que pague de solteirão convicto, a verdade é uma só: mais cedo ou mais tarde o amor chega para todos nós e se a pessoa não quer assumir é porque provavelmente o sentimento não está tão grande assim.

Não chame para ir à sua casa caso esse seja o mesmo lugar em que moram os seus pais: Essa nem precisa explicar, né? Isso parece coisa de gente desesperada e que indiretamente também já está falando que quer namorar sério, apresentando família e tudo. Na verdade, mesmo se você morar sozinho, não acho legal chamar para ir à sua casa, ainda mais se você for mulher. Mesmo que inconscientemente, muitos homens costumam pensar que se uma mulher chama para ir à casa dela é porque quer dar a petequinha para ele. Nesse caso, eu preferiria um encontro público, não privado. Se você quiser mesmo "é dar" ou não se importar caso ele fique forçando (infelizmente muitos homens fazem isso quando estão a sós), aí é contigo! Eu não arriscaria, ainda mais se me julgasse uma pessoa que cede fácil à pressão externa.

Cuidado com as roupas (obs.: se você for como eu, que não liga muito para moda e nem com parecer moça dada, ignore essa dica): Os homens não sofrem muito com esse quesito, mas meninas, eu sei que vocês vão achar absurdo, machismo e blábláblá, mas se vocês se importam com a opinião deles e querem maximizar as chances de causar uma boa primeira impressão, não vá a um primeiro encontro com roupas muito "provocantes". O motivo? Muitos homens alegam que isso é coisa de "jogo ganho" e isso diminui as chances de você ser levada a sério. Sem contar que muitos gostam daquele jogo de "saber o que tem dentro" rsrs. Bem, é claro que tem homem que não está nem aí para isso e só julga pela personalidade, mas como ATÉ OS QUE GOSTAM DAS "ROUPAS PERIGUETES" TAMBÉM GOSTAM DE UMA MULHER "SENSUAL SEM SER VULGAR", é bom que você aposte na segunda opção. Você pode arriscar e tentar quebrar estereótipos ao ir no estilo "periguete total", mas certifique-se de que você está preparada para isso.

Continuando o papo de produção, tenha higiene!: Tem gente que marca encontro para depois que saiu da faculdade ou do trabalho. Ok, nada contra e cada um com as suas limitações. Porém, se você for limpinho, cheiroso e sem pele ensebada é muito melhor. Nada como aquela pelezinha que acabou de sair do banho e aquele cabelo brilhoso depois de uma hidratação. Eu particularmente não sou a favor de sexo no primeiro encontro para nenhum dos dois gêneros, porém, se você é praticante disso, vê se capricha na higiene íntima, bem como colocar uma roupinha íntima simpática, né? Não precisa ser cinta-liga e nem cuecão de couro senão até assusta o oponente, mas você entendeu, vai!

Uma outra curiosidade: de acordo com uma enquete que fiz na fanpage do blog *Pergunte a uma Mulher*, em geral, as mulheres preferem homens depilados lá embaixo, fica mais bonito e é uma questão de higiene. Falar para escovar os dentes e passar perfume seria como falar que açúcar é doce, então vou pular essa parte para não gastar linhas à toa e não cansar as suas vistas!

Não fique falando sobre os preços das coisas que vocês estão consumindo: Não importa quem vai pagar ou se vocês vão rachar a conta, é muito chato ficar falando sobre o preço das coisas. Como diz minha amiga: "que coisa mais de pobre!". Ok, você pode ser pobre, porém, se esse for o caso, marque em um lugar mais em conta para não ter que ficar reclamando dos preços. Se você for pagar a conta, pior ainda: fica parecendo que você é uma pessoa mal-educada. Marque um dogão, um suco, rache a conta, faça o que quiser, mas reclamar de preço é algo que faz a outra pessoa se sentir desconfortável e pensar "por que não ficou em casa, então?".

Já que estamos falando sobre primeiro encontro, proponho uma reflexão triste, porém real que tem acontecido repetidamente mundão afora.

Não troque sexo por uma conta paga: troque por tesão e vontade vindas de ambas as partes!

Quem é que nunca ouviu um homem falar: "Saí com a mulher, paguei a conta toda sozinho e a piranha ainda não quis me dar!" ou pior do que isso, uma mulher falando: "não estava a fim de transar com o bofe, mas coitado, ele viajou de outro estado só para me conhecer e mesmo não sentindo a mínima atração por ele, resolvi liberar, afinal de contas, ele esperava isso". Gente, vocês estão falando sério? Desde quando algo que era para ser uma cortesia paga uma noite de sexo forçado? Quer dizer, até pode pagar se a gente tiver falando de garotas de programa E se o pagamento que elas exigirem for esse, caso contrário, nada feito!

Se você é um homem gentil e cavalheiro por questão de ideologia pessoal e por se sentir melhor assim, por favor, nem leia este capítulo que poderá ser considerado ofensivo para você. Essa reflexão foi feita para aqueles homens que, ao contrário de você, pensam que gastar dinheiro com uma mulher é sinônimo de garantir no mínimo alguns beijos, e de preferência uma noite de sexo com ela. Esse texto também serve para abrir os olhos das mulheres que cedem a esse tipo de "troca".

Se não estamos falando de prostitutas, trocar bens materiais, viagens ou um prato de comida (que pode ser desde um sushi com um champanhe até um dogão mais um refri para os mais desprovidos de verba) por uns beijos ou uma noite de sexo é simplesmente um absurdo. Fazer isso é dizer que esses itens pagam o trauma que seria para uma mulher transar sem querer e sem prazer, e sinceramente? Se você é homem e está lendo esse texto, me responda: que graça tem transar com alguém que você sabe que fez isso forçadamente e que mesmo que ingenuamente se prostituiu para você? Sim, digo "ingenuamente"

Queridas mulheres, não aceitem favores que envolvam dinheiro como algo que vale a sua boquinha ou a sua petequinha, porque simplesmente não vale!

porque acredite ou não, muitas meninas cedem sem nem pensar que estão vendendo o corpo, mas sim porque não querem que o cara pense que gastou uma grana com elas e "não teve retorno". Fora isso, muitas mulheres estão transando sem vontade por medo do camarada falar mal dela depois, de falar que pagou tudo sozinho e que "ela não deu nem um beijinho em troca". E sabe o pior? Fora haver esse absurdo na associação, mesmo quando a mulher cede por medo de ser xingada de piranha, ainda assim esses mesmos caras tratam ela como piranha, do tipo: "eu paguei e comi!". É MAIS OU MENOS ASSIM: SE VOCÊ LIBERA PORQUE ELE GASTOU UMA GRANA VOCÊ É UMA PIRANHA "PORQUE TEVE UM PREÇO", SE VOCÊ NÃO LIBERA VOCÊ É UMA PIRANHA DO MESMO JEITO "PORQUE NÃO DEU NADA EM TROCA".

Na verdade, se você não quer ser uma garota de programa por livre e espontânea vontade, ou alguém que transa em troca de favores e não em troca de vontade e tesão, saia dessa. SE VOCÊ NÃO SENTIR ATRAÇÃO PELO CARA: NÃO CEDA! Na verdade, esse tipo de homem a gente já tem que tentar sacar antes mesmo de sair com ele e é justamente aí que entra a importância da conversa e do famoso conhecer melhor antes de dar a sua digníssima companhia em um encontro. Do contrário, você corre o risco de perder a sua noite e ainda levar uns xingões, ou nos casos mais violentos, até mesmo uns tapas. Pois é, tem homem que fora ter esse pensamento pequeno, ainda por cima é violento quando não consegue o que quer.

"Ah, mas eu vou me sentir mal se ele pagar a conta e eu não der nem um beijinho nele". Então, minha amiga, se você pensa que isso é uma troca, não uma cortesia, rache a conta ou simplesmente não saia com ele!

Na verdade, se for para não ter dor de cabeça, pague até a conta inteira só para se livrar da situação e não saia novamente com o camarada. "Ah, mas eu não tenho dinheiro, sair e tomar champanhe, eu só consigo se for assim". Sério e com todo respeito, TOME VERGONHA NA CARA, ATÉ PORQUE COMER UM DOGÃO É MUITO MAIS DIGNO DO QUE TRANSAR NESSAS CONDIÇÕES. Sem contar que reza a lenda de que os homens estão gastando o mínimo possível nas saídas, então, provavelmente essa seria uma conta que você conseguiria rachar numa boa sem precisar dar por tão pouco.

Dar por tão pouco? Então quer dizer que se o cara pagasse um caviar em um passeio de iate aí a b***** já teria preço? É óbvio que não, para quem não quer se prostituir a petequinha não tem preço, mas convenhamos que, independentemente disso, transar por causa de uns trocados gastos é diferente de transar por um milhão de euros, ainda que eu pessoalmente não seja a favor de vender minha amiguinha cheirosa e depilada por nada nesse mundo.

Sem contar que mesmo se você se vendesse por esse um milhão de euros, sinceramente não acredito que valeria as noites mal-dormidas + terapias que você teria que fazer para o resto da vida a depender do trauma. Pode parecer absurdo, mas acredite se quiser, TEM MULHER QUE CEDE E DEPOIS PENSA NO HOMEM QUASE COMO UM ESTUPRADOR NA CABEÇA DELA. Forte, né? Pois é, meninos e meninas, pensem bem antes de agir.

Peço desculpas se pareci rude ou até mesmo feminista (na cabeça das pessoas de raciocínio curto que acham que só porque o texto foi escrito por uma mulher é feminista). Nada contra quem é feminista, machista ou qualquer coisa de "ista". Cada um com os seus ideais de vida, mas quem lê o site *Pergunte a uma Mulher* sabe que este é um espaço de pensamento próprio, bem como tenta ser o mais justo possível com os dois lados. Só que dessa vez, infelizmente, o tema pode pegar no calcanhar de Aquiles de alguns homens, ainda mais se ele for praticante – nem que seja de maneira inconsciente – dessa ideia.

Sem mais bláblábla e já indo para a dica final: queridos homens, se vocês pagam a conta apenas para ver se a mulher transa com vocês, leiam isso com atenção, NÃO PAGUEM A CONTA! Fazer isso só deixará os dois frustrados: a mulher, a depender do caráter e até mesmo da ingenuidade, por querer agradá-lo e se sentir na obrigação e não pela sua química de macho alfa que a atraiu naturalmente, e você por correr o risco de pensar que gastou um dinheiro "à toa". Antes de tudo, PAGAR A CONTA TEM QUE SER UM ATO DE GENTILEZA E DE CAVALHEIRISMO PARA QUEM ACHA QUE REALMENTE DEVE E QUE NÃO ESPERA NADA EM TROCA. Do contrário, seja sincero consigo mesmo e com ela e não faça algo que você só faria com segundas intenções.

Dica para a amiga que sabe que o cara vai pagar a conta, pretende aceitar a gentileza, mas não sabe se vai querer ficar com ele e quer ficar com a cabeça tranquila: Antes de marcar de ir ao restaurante, antes dele viajar, dar um presente ou gastar qualquer tipo de dinheiro com você, AVISE QUE NÃO SABE SE IRÁ ROLAR ALGO ENTRE VOCÊS. Ou então você pode ir além disso e dizer que provavelmente não ficará com ele no primeiro encontro. Sim, é claro que pode ser que você fique com ele e fique com a petequinha molhadinha, mas digo para falar que não vai ficar para não rolar uma pressão mental vinda de nenhuma das partes (vai que você muda de ideia em cima da hora?) e aí, minha amiga, se você ficar com ele será lucro para os dois lados e ninguém ficou esperando recompensa.

Um desabafo final: A que ponto chegamos, né? Ter que avisar que não vai transar ou ficar no primeiro encontro só para se sentir mais à vontade para não ficar com um carinha, bem como deixá-lo mais à vontade para não pagar a conta em caso de achar que não deve. Nunca imaginei que fosse preciso avisar o óbvio de que comparar pagar uma saída com sexo e "ficação" é algo absurdo. Para mim, SEMPRE FOI CLARO QUE PAGA A CONTA QUEM QUER E DÁ QUEM QUER, SEM NENHUMA RELAÇÃO DIRETA ENTRE AS DUAS COISAS. Gentileza e prazer sincero, coisas cada vez mais difíceis de encontrar.

O relacionamento – seja ele namoro ou "ficação" – até que deu um caldo e foi lindo enquanto durou, só que agora você decidiu que quer dar o fora, mas não quer machucar o coração alheio. O que fazer?! Nessas horas, ficar sem ferir o outro é quase impossível, porém, pense que machucaria bem mais caso essa mesma pessoa ficasse em banho-maria e só descobrisse que você não quer mais nada quando já visse você com o beiço grudado com outro, né? Se irá doer de qualquer jeito, vamos tentar dar injeção com a mão o mais leve possível.

Saiba como dar um fora em alguém que você não quer mais ter por perto

Dar um fora é sempre algo desconfortável: você sente preguiça em ter que ficar se explicando, e sente até mesmo vergonha alheia em ter que dar aquele baita de um pé na bunda. Porém, esse é um mal necessário para aqueles que ainda tem um pouco de amor ao próximo e sabem que ficar iludindo alguém que já não rende mais caldo é algo muito mais feio do que isso.

Veja algumas formas de sair bem dessa:

Nada de tratar como amigo: Se você quer se livrar de uma pessoa que está apaixonada por você e tenta ser amiga dela você só criará mais um problema. A GRANDE MAIORIA PENSARÁ QUE AINDA TERÁ CHANCES, QUE ALGO PODE SER MUDADO, E QUE PODE ATÉ MESMO COMEÇAR DO ZERO COM ESSA NOVA RELAÇÃO DE AMIZADE. ISSO QUANDO A PESSOA NÃO PENSAR QUE NO FUNDO NO FUNDO VOCÊ AINDA GOSTA DELA, E QUE JUSTAMENTE POR ISSO VOCÊ AINDA A CONSERVA!

Saia do vínculo social: É claro que nem sempre dá para evitar esse contato, até porque você não pode (e nem deve) largar mão de outras pessoas que não tem nada a ver com o problema de vocês. Se vocês têm amigos em comum e dividem um círculo social, não será necessário abrir mão de todo mundo, mas sim se ajustar a essa nova situação. Você pode marcar para sair nas datas em que sabe que o "empecilho" não poderia

Amizade só vale a pena quando ambos estão de acordo que definitivamente não rolará nada a mais, caso o contrário, é só mais um motivo para esquentar a cabeça e acabar magoando alguém.

estar junto, porque, por exemplo, ele estaria trabalhando nesse horário etc. Se for o caso de você ter um amigo muito amigo, dá para inclusive abrir o jogo com ele, falando que está dando um tempo de "fulaninho" porque você quer esfriar um pouco os laços. Obs.: É claro que se você pudesse falar diretamente com a pessoa que você quer se livrar e dar um tempo na situação, melhor ainda, porém, como sei que essa coragem é para poucos, acaba restando essa opção do amigo confiável mesmo.

Falar que está em outra: Muitas vezes, aquela pessoa apaixonada não larga do seu pé justamente porque você não é claro(a) em suas atitudes. Se você já estiver em outra, deixe isso claro (é possível dar essa novidade inclusive na educação, vai da sua sensibilidade no momento). Diga que você conheceu alguém bacana, que está gostando de sair com essa pessoa etc. Se for o caso de você ainda não ter ficado com o seu novo pretendente, fale apenas de seu interesse que isso já ajudará a afastar o empecilho, afinal de contas, tendo partido ou não para o plano concreto, você já estaria em outra! É claro que ouvir isso doerá, se não for no coração, no ego da pessoa que é dispensada. Porém, ela precisa ser avisada de que não sobrou mais refeição para ela, né?

Ignorar no celular, e até mesmo nos vínculos sociais: Se você não tem coragem de dizer na cara da pessoa que não aguenta mais ela ligando e/ou procurando você, vale a pena dizer que odeia telefone, que anda de saco cheio das tecnologias de comunicação em geral, e até mesmo que você está dando um tempo do mundo (se ela for esperta já desconfiará aí mesmo que você está evitando contato!). Em último caso, também vale a pena falar que o seu novo ficante está com ciúmes dele(a) – mensagem direta essa, né?!

Por fim, a melhor e mais óbvia dica, mas que ficou por último porque poucos tem coragem de fazer: fale que você não sente (ou não sente mais) atração pela pessoa. Se for o caso de ser um ex, deixe claro que o tempo de vocês já passou e que, tal como você, a pessoa deveria partir para outra. Ouvir isso será um choque para quem está apaixonado, porém, com o passar do tempo provavelmente essa pessoa agradecerá pela sinceridade, que fez com que de fato ela desencanasse e partisse para outra.

Lembre-se sempre que muitas vezes a pessoa ainda vem atrás porque a gente dá espaço (e até mesmo ilude) e não (apenas) porque ela é sem noção!

Entre uma ficada e outra, uma dispensada e outra, um amor e outro, você tem percebido que, no fim, você sempre acaba sozinho – seja porque você quis assim, seja porque o outro não quis você? Aí você se pergunta: "o que será que falta para eu conseguir um relacionamento sério e finalmente ter alguém para esquentar os meus pezinhos, assistir filme abraçadinho, enquanto comemos pipoca para depois dormirmos de conchinha? Por que será que ninguém quer me assumir? Por que ninguém quer me levar a sério?"

Antes de ficar com a síndrome do cachorro abandonado, veja se você não está fazendo algo que afasta essas pessoas de você.

O que faz as pessoas não quererem assumir um namoro sério com você?!

O namoro pode até ser "apenas um rótulo", porém, mesmo com toda essa modernidade, as pessoas que amam – ou querem ter posse! – ainda fazem questão de que ele exista. Se não for para colocar aliança do dedo, que seja pelo menos para apresentar para todo mundo como oficial, e claro, ligar sempre que der para dar satisfações. Não é mesmo?

Ótimo desejo! O duro é que querer nem sempre é poder e na vida real ser assumido constantemente é uma tarefa difícil. Muitas vezes, nos encontramos nos bastidores, no plano do ficante que nunca é apresentado para a família e que no máximo conhece os amigos do ser amado. Amigos esses que sabe-se lá se conhecem você como única possibilidade na vida da pessoa com quem você está saindo, porque as vezes você está dividindo o bolo e nem sabe!

Mas o que será que está acontecendo? Por que será que essa pessoa não assume?

Vejamos algumas possibilidades:

Será que existe algum trauma passado?: Tem gente que simplesmente tem aversão à palavra "namoro", e isso pode se dar por algum trauma passado, tal como um ex mala, ou alguma espécie de azar que a pessoa associa ao namoro, tal como pensar: "sempre que eu namoro não dura mais de 6 meses", ou "sempre que namoro sou traído(a)". Porém, convenhamos que nesse caso, e mesmo com todos os traumas, se a pessoa está realmente gostando da gente, provavelmente irá querer correr o risco de tentar de novo, mesmo que com medo. No fundo, a esperança de encontrar um grande amor é sempre maior. O único X da questão é ela gostar o suficiente de você a ponto de achar que o esforço para sair desse trauma valerá a pena. É claro que você também poderá se oferecer para ajudá-la e fazer a sua parte para que tudo de melhor aconteça.

Será que o coração dela ainda não está ocupado?: Às vezes a pessoa que está com você nunca se esqueceu – pelo menos não completamente – de alguém que foi muito importante na vida dela. Nem todo mundo tem facilidade para esquecer um amor passado, e a depender da intensidade, a pessoa pode ficar encanada por anos a fio. No blog mesmo já teve casos de pessoas que gostam de uma outra desde a infância ou adolescência e não se esqueceram dela até hoje, na vida adulta. É claro que esse exemplo foi extremo, mas nada impede essa possibilidade.

Será que essa pessoa quer ter a possibilidade de ficar com outras?: Mesmo que ela diga que fica apenas com você, saber que está apenas "ficando com a pessoa" alivia a mente de muita gente que pensa "só estou ficando mesmo, então se quiser ficar com outra pessoa será muito mais fácil, já que tenho que dar muito menos satisfações!". Assim, mesmo que a pessoa diga que só fica com a gente, ainda assim ela sabe que não é nossa namorada e sabe que nós também sabemos disso. Justamente por isso, não é difícil encontrar casos como "ah, naquela época eu só estava ficando com você, mas agora apareceu fulano(a), né? E eu sempre disse que nunca fomos namorados". Fique de olho!

Essa pessoa não gosta de você o suficiente: Por fim, essa parte pode ser a mais dura, mas é bom levá-la em consideração. Se mesmo depois de um bom tempo a pessoa que você gosta não quer assumir algo sério, é porque tem grandes chances dela achar que, mesmo gostando de você, ainda não é o suficiente para assumir todos os prós e os contras de ter um compromisso sério. Ou seja, ela não gosta o suficiente a ponto de ter você ligando para cobrar algo ou até mesmo a ponto de estar disposta a dividir boa parte da vida com você. Se a pessoa não está amarrada, concorda que "ficar" acaba sendo uma alternativa muito mais interessante, visto que só inclui as partes boas de se relacionar, sem nenhuma obrigação conjugal? Mas pense pelo lado bom, pelo menos você não está sendo enrolada e fica presa a uma pessoa que não assume porque quer. Tapa na cara, mas é a verdade!

Mas e aí, será que um dia poderemos enfim namorar? Poder até pode, mas vai depender do seu limite e autocrítica em saber até que ponto vale a pena esperar que essa pessoa mude de ideia, ou se não pode ser mais interessante procurar por alguém disposto a tirar você debaixo do tapete. Você não vai querer esperar sentada, né?

Coisas que quem quer reconquistar deveria saber

Você quer muito ter um antigo amor de volta, mas não sabe mais o que fazer para que ele volte a sentir o que sentia antes por você? Há quem diga que reconquistar é sempre mais difícil do que conquistar uma primeira vez, porém, essa é apenas uma meia verdade para aqueles que ainda não trilharam o próprio caminho. Se cada um faz sua própria história no amor, vamos esquentar os nossos corações com a esperança, porém, sem nunca deixar de lado as possibilidades e informações que quem está nesse barco não pode ignorar.

Tente saber se a pessoa realmente vale o esforço da reconquista: Tem muita gente que quer reconquistar o outro mais por orgulho ferido do que por qualquer outra coisa. Nessas horas, é importante se dar conta sobre até que ponto você realmente se importa com a relação, e até que ponto a sua maior preocupação é apenas em "não perder o jogo", ou até mesmo "não ficar sozinho". Acredite, saber perder é melhor do que forçar uma vitória do ego, que só faz com a gente perca tempo e energia por algo que nem era tão importante assim.

Se você acredita que o você sente é amor verdadeiro, vamos às próximas dicas.

Dê tempo ao tempo: Famosa frase óbvia que muita gente faz questão de ignorar, não é mesmo? Depois que um relacionamento acaba, muitos tendem a ficar desesperados em busca de uma fórmula mágica para reatar o amor, e nisso acabam afastando ainda mais a pessoa desejada. Afinal de contas, quem é que gosta de gente desesperada que sempre passa o carro na frente dos bois? Não parece, mas o tempo é seu amigo, ele esfria a cabeça e faz ver a vida de outra forma. Inclusive, por muitas vezes ele é tão legal que força você a esperar o momento certo e não tarda muito para você agradecer por ter sido impossibilitado de fazer algo que na época achava que seria bom, mas que depois que o tempo passou e o seu sangue esfriou, se deu conta de que seria a maior besteira e perda de tempo do mundo, caso tivesse acontecido. No fim, você agradece ao tempo por não ter permitido que você tomasse um destino muito pior do que o que você está traçando agora.

Pense se o seu caso realmente tem solução: Eu sei que dói pensar nisso, mas as vezes a pessoa terminou porque simplesmente não aguentava mais olhar na sua cara e ponto. Nesse caso, forçar a barra só a fará ficar ainda mais agoniada e distanciada, confirmando que você é realmente uma pessoa chata e inapropriada para ela. Por essa e por outras, vale a pena pensar se o seu romance já não estava mais batido do que bife de boi e se você não está tentando ressuscitar cachorro morto. É duro, mas acontece e infelizmente quando um não quer, dois não se beijam.

Não procure chifre em cabeça de cavalo: Essa talvez seja a dica mais importante. Tem gente que fica tão, mas tão obcecada pela pessoa amada que a outra não pode falar "olha, você foi legal", ou então "obrigada pelos chocolates", que o outro já começa a se iludir achando que tem chances, que tem volta e sei lá mais o quê. Às vezes, a pessoa só quer ser educada, e, em outros casos, só quer conservar a amizade. Assim, tome cuidado para não distorcer as coisas e deixe para começar a se iludir apenas quando ela já tiver mandado uma quantidade de sinais suficientes para isso.

Tenha uma conversa franca com a pessoa que você pretende reconquistar: Você ainda assim está na dúvida se o seu caso tem solução ou não? Se sim, nada mais aconselhável do que marcar uma conversa sincera com o ex para então lavar toda a roupa suja que der (sem brigas e sem se fazer de coitado, porque aí que você não terá essa pessoa de volta mesmo!). Depois disso, pense racionalmente sobre os resultados para ver a quantas andam as suas chances. Se você for um bom analista de conversas, talvez isso seja o suficiente para decidir o seu futuro.

Não confunda banho-maria com apego emocional: Se você realmente quer reconquistar uma pessoa, é importante saber qual é o seu papel na vida dela. Hoje em dia, não é raro ver tanto homens quanto mulheres ficar cozinhando o outro apenas para inflar o próprio ego, para passar o tempo, e para demais coisas que não envolvem gostar de fato. Assim, se você realmente quer reconquistar alguém, é importante ter o "semancol ligado" a fim de evitar maiores desilusões futuras. Você não quer ser só o lanchinho frio que a pessoa só encara quando não tem mais nada para comer, né?

Dê uma cartada final: Nada disso adiantou e você ainda sente que poderia fazer algo a mais? Então, a fim de aliviar a sua consciência e garantir que a pessoa saiba que da sua parte ainda pode rolar algo, diga que você ainda a quer e espere para ver a reação dela. MAS CUIDADO! DIGA ISSO DE FORMA SUTIL, SEM PARECER UM CARENTE MANÍACO DESESPERADO! Lembre-se de que o que vem de graça nem sempre é valorizado. Depois disso você pode esperar um pouco para ver se a pessoa procura ou não você. Se não procurar já sabe o caminho da roça, né?

SEXO

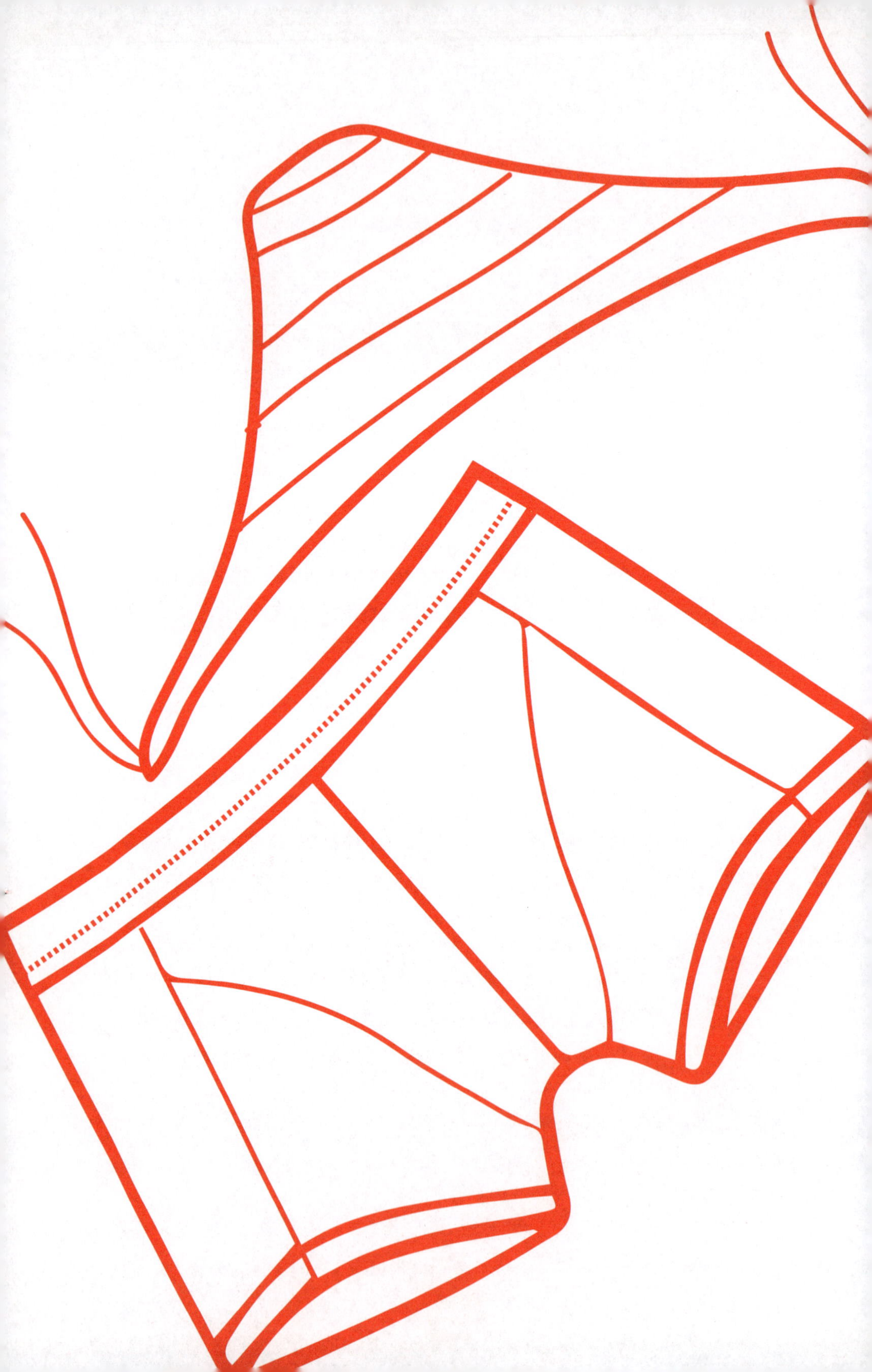

Homens viciados em pornô: o grande problema nisso

Quantas vezes você já não ouviu um homem reclamar que não pode assistir a um filme pornô em paz sem a mulher reclamar e que desde que ela descobriu que ele tem esse gosto, a vida dele foi tomada por ciúmes e demais problemas conjugais? Será que o problema dessa mulher é realmente ciúmes, ou será que ela está enxergando um problema que, justamente por ela não estar nesse vício, fica mais fácil de enxergar?

Como mulher, posso afirmar algo que muitas mulheres vão concordar, o problema não está no filme pornô em si. O problema é a ausência do homem que já não consegue mais viver sem isso e a incapacidade que a mulher sente ao pensar que essas imagens são mais importantes do que ela e do que a vida do casal. E não, ela não pensa isso apenas por ciúmes, ainda que uma pitada desse sentimento é sempre possível de existir. O problema maior é quando o homem interage tanto com esse virtual que não consegue mais interagir com a mulher real da forma que ela merece, isso quando ele não broxa! Sim, quando ele não broxa!!!

Certamente você já deve ter ouvido histórias de homens (principalmente daquele povo lá do outro lado do mundo, que vocês sabem quais são!) que já chegaram até a se casar com bonecas e que simplesmente não conseguem mais ter uma vida real depois de ter visto as maravilhas que o mundo virtual é capaz de proporcionar sem que eles precisem fazer o mínimo esforço, nem emocional, e muito menos para sair de casa, afinal de contas, essas mulheres não precisam ser conquistadas porque estão sempre prontas no computador, no DVD e no imaginário.

Nesse texto o meu foco não será os homens que apenas assistem e gostam de vídeos pornôs, mas sim os viciados que assistem tanto a esses vídeos que simplesmente não conseguem mais ter uma vida conjugal satisfatória. Um texto que busca ajudar pessoas e casais que sofrem com isso.

Um filme, um videogame, ou qualquer outra coisa "fake" que exista pode parecer muito interessante aos olhos de muita gente, ainda mais se essa pessoa estiver com problemas pessoais demais para poder interagir com as outras.

À primeira vista, parece tudo muito cômodo para o homem viciado na prática, já que mulheres virtuais a gente pode escolher, compra o filme que quer, assiste a artista que quer, e pode escolher os vídeos inclusive por estilos. Pode ser de analzinho completo, mulheres se pegando e até mesmo com animais (espero que as instituições que preservam o bem-estar animal procurem saber disso).

Se você assiste filme com mulheres altamente plastificadas e costuradas (é que também existem os vídeos caseiros, e esses costumam ser um pouco menos fakes) há quem diga que é pior ainda, porque ao ver que, fora a mulher normal não dar os furinhos nem dar uma tripla rotação na cama e ser uma verdadeira ginasta olímpica, ela também não tem aqueles peitos perfeitos, barriguinha sarada e nem aquela eterna cara de puta que os homens tanto gostam nos vídeos. E é claro que não tem.

Se o homem levar essa perfeição a sério, aliado ao fato de estarem acostumados com o controle do virtual (e inclusive da punheta deles), quando ele ver o real, aí é que o risco de broxar aumenta consideravelmente.

Sem contar que, lidar com o real que além de ser fora de controle e por isso causa muita ansiedade e até mesmo certo susto em quem não está acostumado, não é tão interessante para aqueles que já criaram um mundo mágico, cômodo e perfeito na cabeça.

O homem fica horas e horas descascando a banana e a mulher que tem ou teve um homem desses sabe que isso atrapalha o desempenho sim. Sei que tem homens que aguentam "mil por dia" e outros que precisam apenas de uma horinha para colocar o piu-piu para cima, mas sinceramente? O que eu mais ouço são mulheres reclamando da mesma coisa: "Nossa, amiga, esses homens dizem que aguentam todas e mais um pouco, mas o que eu mais encontro é homem que quer só uma e já está ótimo".

Nada contra essa única relação, mas concorda que se você já não for muito animado naturalmente e tiver gastado parte da sua energia no gozo da punheta já vai diminuir consideravelmente o seu desempenho?

Sabemos que gozar na masturbação é diferente de gozar no sexo real, mas concorda que mesmo assim você dissipou uma energia ali?

Falamos dos homens desanimadinhos, mas e quando esse homem parte para o trágico passo dois e literalmente começa a dar uma broxada atrás da outra? Quando isso acontece, a maioria das mulheres – ou melhor, seres humanos – não tem autoestima suficiente para ser racional e pensar que a culpa pode não estar relacionada a elas.

Elas sempre pensam, nem que seja por um segundo, que a culpa é delas que não conseguem satisfazer os seus parceiros, que estão feias, gordas, e "mal-acabadas" e que é por isso que eles broxam. Elas pensam que se elas fossem mais interessantes, mais bonitas, mais safadas, isso não aconteceria.

Mas agora falando sério, você, mulher, pode até estar mal-acabada, mas será que é esse o verdadeiro motivo para ele broxar? Qual seria o motivo crucial para esse desânimo acontecer? Fui procurar possíveis respostas não só nos meus leitores do site, como também com meus amigos, pesquisas e experiência de vida.

Os motivos são vários. O primeiro deles parece o mais óbvio e já falamos sobre ele anteriormente, mas não custa repetir: o homem não fica lá apenas vendo aquelas mulheres lindas e maravilhosas em pleno gás e disponibilidade, ele vai querer se tocar também e se ele faz isso, ele já gasta uma energia sexual imensa naquilo, até que ele goza.

Como também foi dito anteriormente, existe homens que gozam e é só dar uma descansada que já ficam "zero bala" para a próxima, porém, há outros tantos que gozam e já ficam satisfeitos, e são justamente esses que costumam dar um problema a mais, visto que se eles se sentem satisfeitos com "pouca gozada", a chance das mulheres deles ficarem chupando dedo é incrivelmente grande. E aí, é claro que elas terão um motivo a mais para odiar esses filmes.

Há quem diga que os contos de fada estragam as mulheres, mas quem diz que o pornô estraga os homens também tem lá a sua razão.

A propósito, se você é mulher e está lendo esse texto, me diga uma coisa: você já encontrou aquele homem que acha que é só ficar metendo rápido que nem cachorro que ele arrasa? Isso é culpa do filme pornô, minha amiga!

E se você é homem, está lendo e se identificando, por favor, pare imediatamente com isso. Mulher gosta de sexo gostoso, pode ser (e deve ser) sexo de macho, mas não sexo que machuca e nem sexo como os nossos lindos amigos caninos fazem.

Descascar a banana é que nem comer: por mais que seja gostoso, você não consegue ficar comendo o dia inteiro, certo? E ainda bem que cansa, porque se não fosse assim, o que seria desse mundo capitalista sem mão de obra para trabalhar e fazer demais atividades rotineiras?

Aí o mundo viveria de "punheteiras profissionais" (sim, essa profissão existe e se você adora a prática não sabe a informação que está perdendo!)!

Depois, o problema não é só que o homem descasca muito assistindo a esses filmes, é pior do que isso, ele também se acostuma a eles! Uma vez eu conversei com um ex-viciado em filme pornô e ele me disse algumas informações interessantes, e claro que não preciso dizer que não é uma pesquisa, tampouco uma verdade absoluta, mas que fez um enorme sentido para mulheres que já passaram pelo caso.

Ele disse que muita gente começa a se viciar em vídeos pornôs a partir de um trauma, a partir de uma insatisfação sexual, ou até mesmo devido a esse mal social de estarmos cada vez mais isolados do mundo, trancados na nossa casa e cada vez mais distantes do convívio social.

De acordo com ele, raramente um homem com a vida em equilíbrio se viciaria em pornografia. Quem faz isso, faz porque está sentindo falta de algo e isso não é diferente com outros vícios. Um homem pode se viciar em filmes pornôs porque tem baixa autoestima, porque se sente um "merda" para conquistar mulheres reais, porque foi violentado, e até mesmo porque se tornou um antissocial que tem preguiça de sair de casa até para comer (calma, minha gente, agora é comer comida mesmo!) ou tudo isso junto.

Há também os casos daqueles homens que assim estão por não sentirem mais prazer com a parceira que têm, e como querem gozar e muitos, pasme e acredite se quiser, não querem trair, acabam ficando no virtual mesmo. Nem precisa dizer que cada caso é um caso e para saber qual é o seu, basta uma análise um pouco mais aprofundada da realidade que você vive. Aqui eu só dei o caminho das pedras.

Com isso chegamos à outra conclusão: o problema do vídeo pornô não é apenas quando o homem começa a não satisfazer mais a sua parceira. O problema também está em toda uma questão psicológica que envolve o casal: a mulher, que se sente menos desejada e inclusive menos amada por isso, e o homem, que querendo ou não, também se sente "menos homem" por não conseguir fazer um sexo completo. Afinal de contas, amando ou não a parceira que tem, o homem sempre quer fazer uma mulher subir pelas paredes. Sejamos sinceras quanto a isso.

Esclarecido os casos gerais, façamos as perguntas esperadas:

Se eu sou esse homem viciado, o que posso fazer?: Primeiro de tudo, admita o seu vício. Você é inteligente o suficiente para saber se o seu caso é um gosto que você pratica às vezes ou se é algo que você já não consegue mais viver sem (um vício). Admitir possíveis falhas dói muito, mas entenda que é melhor doer agora e você lutar para resolver o seu problema a fim de ter uma vida sexual real e normal, do que ficar se matando em casa por isso (se matando em algo que não seja na punheta!). Depois de reconhecer o vício, tente se relacionar com mulheres pelas quais você realmente sente tesão, bem como tente sempre buscar por estímulos diferentes. Faça como a alimentação: comer peixe todos os dias no almoço enjoa e com o sexo não pode ser diferente. Se você é viciado em filme pornô, provavelmente você está tão acostumado com aquela rotina de estar sempre no comando (controla o filme que assiste, a sua masturbação etc.) que quando você vê uma mulher real simplesmente se perde no que fazer, já que as decisões tomadas a partir daí seriam a dois, não mais "a um" como antes. Isso já é complexo para quem vive ligado no mundo, imagina para quem se desligou dele? Sendo assim, se abra para novas situações e, mais do que buscar uma mulher que você realmente sinta tesão, busque também por uma mulher compreensiva com quem você se sinta à vontade para falar sobre esse seu problema. Só tenha bom senso, não se esqueça de que ela é uma mulher, não sua mãe.

Em paralelo a isso, tente se distrair com outros hobbies agradáveis, como música, esportes, artesanato, cozinha, ou qualquer outra coisa que você goste e que não envolva um prazer sexual, mas tão somente um prazer. Tente gastar a sua energia de forma a fazê-lo ficar menos ansioso com a falta que o vídeo – e até mesmo que o sexo – faz na sua vida. Tire férias disso tudo e perceba que, com o tempo, fora você estar cada vez menos "desestressado virtualmente", você terá mais gozo acumulado (claro, fará "tempo que você não goza"). Assim, será muito mais fácil sentir tesão e encarar uma situação real, concorda? Não é à toa que dizem que homem sem sexo baixa a exigência (brincadeirinha com fundo de verdade, só para você entender, haha).

A partir do momento em que você conseguir solucionar várias tarefas do dia a dia, ficará mais fácil você diferenciar o mundo virtual do real pelo simples fato de que, a partir daí, você verá que é plenamente possível fazer coisas que dão satisfação (não necessariamente sexual) ao mesmo tempo em que você verá que o dia tem 24 horas e que dá para fazer muitas coisas boas que vão além da internet. Se você for um apaixonado pelo corpo das atrizes, com o tempo você verá que uma mulher de peito murcho e meio caidinho pode proporcionar muito mais prazer do que aquela siliconada que você não pode tocar. Depois, você pode pegar um cineminha com sua namorada, trocar uns beijos e quem sabe de lá ir para outro lugar...

É claro que não será com um dia de distração que você esquecerá todos os seus problemas e nunca mais se lembrará da sua vida antiga, porém, se você der um passo de cada vez, quando você menos esperar já estará mais disposto do que antes.

E se eu for a mulher desse homem, o que fazer?: Uma primeira coisa que muitas pessoas que já passaram por isso indicam é: alie-se ao vídeo pornô. Sei que para muitas mulheres isso parece absurdo, complicado, envolve gostos e até mesmo crenças pessoais, porém, se você achar que tem a cabeça tranquila para isso, tente se aliar a ele. Assistir filmes juntos, tentar tocá-lo (não o filme, é seu parceiro mesmo!) e dividir aquele momento ajudará na conexão do casal, bem como estreitará os laços de cumplicidade, pois você estará por dentro de algo que é extremamente íntimo para ele, o que acabará por fazê-la uma pessoa íntima também. Sem contar que, ao assistir os filmes com ele, você será capaz de tirar muitas coisas daí: quais são os favoritos dele, que tipo de sexo ele mais assiste, em que partes do filme ele mais se excita (É com oral? Massagens? O quê?) e a partir daí é só ser uma garota esperta e usar as informações que você tem a seu favor.

Isso me lembrou de uma associação besta, eu sei, mas só para você entender melhor:

Sabe quando você vai trocar a ração do seu cachorro e ele não quer comer de jeito nenhum a nova? Daí você vai misturando as duas até que ele consegue comer uma só? Pois é, é bem por aí! Sei que na prática é sempre mais difícil do que na teoria, mas o caminho das pedras você já tem. Só espero que você tenha boa vontade também...

Como tudo nessa vida, sem pressão nem humilhação. Não adianta nada você ficar falando que assistir vídeo pornô é coisa de punheteiro desocupado e sei lá mais o quê, porque ao fazer isso, fora deixá-lo ainda pior em caso dele estar sofrendo com algum problema psicológico, ele poderá acabar ficando com raiva de você. Se você divide a vida com uma pessoa e gosta dela, é necessário o mínimo de companheirismo nessas horas, bem como é necessário que você o ajude a tentar entender a raiz do problema.

Junte-se com o seu parceiro a fim de tentar entender não só através do que ele diz, como

Lembre-se de que o problema é dele, não seu. Então, cabe a você ajudá-lo, não a entrar de vez no problema e sofrer junto com ele, pois isso será pior para ambos.

também nas mensagens corporais que ele soltar, qual é o caso que mais se aplica a vocês.

Enquanto isso, não se esqueça de ir chegando aos poucos, inovar na sua aparência física, melhorar o seu bem-estar psicológico e emocional e demais coisas que inevitavelmente farão se sentir ainda mais confiante e atraente (e acredite, se sentir assim é muito importante nessas horas, não só para lidar melhor com ele, como também para lidar melhor com você mesma).

Se o caso do seu marido não for falta de tesão em você, ótimo, ele terá uma mulher ainda mais bela e atraente com ele. Se o "problema" for você, ao menos você terá tentado mudar, coisa que aliviará a sua consciência caso você se dê conta de que a melhor solução é partir para o pé na bunda mesmo.

Mas isso é só uma última tentativa e não fique triste, pois é claro que se o casal se amar, essa termina por ser uma saída desnecessária. No fim, tudo dependerá da boa vontade e do amor recíproco entre vocês. Só não se esqueça da palavra RECÍPROCO, certo?!

Lembre-se de que, em alguns casos, terminar o namoro ou o casamento com uma pessoa que sofre desse vício não é um mal que você fará a pessoa, mas sim livrará o casal de um peso que um dos dois não consegue mais sustentar.

Como devo proceder para enfim poder transar sem camisinha?

Tem muita gente ingênua que pensa que só de olhar para a cara de alguém já dá para saber se essa pessoa é confiável para dar uma rapidinha: "se for bonita, classe média pode, mas se for feia e pobre deve ter doença", "Se for cheirosa e com boa higiene pode, se estiver fedidinha não pode".

Tenho dó de quem pensa assim e depois ainda se assusta quando um belo dia amanhece com uma couve-flor entre as pernas. Aparência nem sempre garante falta de doença, nunca se esqueça disso.

Quer garantias para saber por onde passará a sua carne mijada ou a sua linda boquinha? Sabemos que nunca na vida teremos 100% de certeza sobre alguma coisa, porém e ainda que também tenha a sua porcentagem de erro, o jeito mais seguro que existe atualmente para detectar DSTs é através de exames de laboratório (de sangue, entre outros a depender da doença).

Não adianta olhar se a pessoa tem "cara de doente", porque muitas vezes ela está prejudicada por dentro e mesmo assim está com uma cara Diva por fora. Tem que ir ao médico, tem que fazer exame. Se não, não dá (ou seria não dê?!).

Quer transar sem camisinha? Eu não aconselho, mas se você é cabeça dura e quer porque quer, pelo menos se dê ao trabalho de pedir exames, e mesmo assim não se sinta 100% protegido(a). Ninguém garante que – mesmo que a pessoa diga que sim – o corpinho dela será de uso exclusivo seu, nem se vocês forem casados há anos. Papai Noel não existe, mas chifres de quem jura que ama você podem acontecer.

Essa conversa me fez lembrar um papo que tive com uma enfermeira há alguns anos atrás: ela me disse que há um alto índice de HIV e outras

DSTs ENTRE PESSOAS CASADAS JUSTAMENTE PORQUE ESSAS PESSOAS COSTUMAM CONFIAR TANTO, mas tanto uma na outra que acham que estão livres e distantes das doenças, como se elas estivessem em um ambiente totalmente "antitraição", o que infelizmente nem sempre acontece.

Sabe como é essa mania de achar que casamento e namoro são garantias de fidelidade e de pensar que o vizinho pode trair, mas nosso parceiro é um santo. Eu até entendo essa lógica por pensar que se a gente se casasse pensando que levaria chifre, a gente ficava solteiro mesmo, né? A notícia boa é que dá para se relacionar e também se cuidar.

Pode parecer estranho para muita gente, mas há muitos profissionais da área da saúde que dizem que sexo 99% garantido (porque 100% não existe) não é apenas através de exames rotineiros que detectam se o seu corpo está em dia, MAS TAMBÉM DE CAMISINHA SEMPRE, ENTRE OUTRAS PRECAUÇÕES.

Como dito anteriormente, você não sabe sobre a fidelidade do seu parceiro, e se você for solteiro, você não sabe por onde andou a outra pessoa. Mesmo para quem usa camisinha sempre, ainda assim é aconselhável pedir exames em caso de ser um relacionamento sério, ou simplesmente não fazer sexo oral em caso de relacionamentos de momento. A não ser que você também faça sexo oral com camisinha.

Você pode até achar que toda essa precaução é coisa de neurótico, mas prevenção boa mesmo é assim, até porque, se nós não conhecemos nem nós mesmos direito, como vamos conhecer o outro a ponto de colocar a mão no fogo por ele? A decisão final é sua, mas caso você tenha gostado do conselho dos exames, segue uma lista de algumas doenças que é legal você pedir.

HIV: Vírus causador da tão temida AIDS.
Sífilis: doença infecciosa causada pela BACTÉRIA Treponema pallidum.
HPV: Esse vírus ficou conhecido por ser um grande causador do câncer do colo de útero e alguns profissionais dizem que É MAIS DIFÍCIL DETECTÁ-LO EM UM HOMEM DO QUE EM UMA MULHER. Há também vacina contra HPV, porém, esta não protege contra todos os tipos da doença.

Hepatites: Ainda que o exame mais pedido seja contra a hepatite C, que por sinal já li algumas controvérsias se ela é transmitida pelo sexo ou não, é legal você aproveitar e pedir exames contra outros tipos de hepatite, como a hepatite B. Lembrando que há vacina contra a hepatite B, já CONTRA A HEPATITE C INFELIZMENTE SÓ EXISTE PREVENÇÃO. Verifique na sua carteirinha de vacinação se você já tomou, e se não tiver tomado é legal procurar um posto de saúde para conversar sobre isso.

Fora as doenças que citei acima, acho importante você perguntar para o seu médico se falta mais alguma, e até mesmo aproveitar para fazer um check-up geral, que vai além das DSTs. Se você já está lá no médico mesmo, o que custa pedir um exame de urina, diabetes, tireoide, entre outros?! Mesmo não sendo DSTs, são exames que ajudarão a saber mais sobre a sua saúde.

Qual médico devo procurar?: Você pode procurar um ginecologista ou um urologista em caso de você ser um homem, ou até mesmo um clínico geral que possa vir a dar um encaminhamento. Eu costumo ir ao ginecologista, até porque já aproveito e faço meu papanicolau e outros exames por lá mesmo.

Você não tem plano de saúde? Não tem grana para os exames?!: Nesse caso, acho interessante procurar saber se existe um CTA (Centro de Testagem e Aconselhamento) na sua cidade ou até mesmo procurar o SUS. Nesses serviços de CTA, é possível realizar testes para HIV, Sífilis e Hepatite GRATUITAMENTE. Fora isso, o atendimento é sigiloso e você conta com acompanhamento, independentemente do resultado ser ou não positivo. Legal, né?! Nisso você economiza no bolso, ganha saúde e não ouve desculpinha de quem não quer fazer exame dizendo que não tem dinheiro.

Se eu fosse você ia com o seu parceiro agora mesmo, porque indo os dois juntos não terá aquele papinho de “você não confia em mim?", "Você acha que achei meu p** no lixo?". E se mesmo indo juntos a pessoa achar que você está desconfiando dela, diga que isso é uma questão de saúde e que independe dela ter tido um ou mil parceiros sexuais.

Explique que prevenção nunca é demais e que o cuidado com o corpo é algo que todos nós devemos ter, até porque, do que adianta ter transado com apenas uma pessoa em toda a vida se essa pessoa já tiver alguma pereba? Nada, né?

Mulher que não chega ao orgasmo? Cuidado, isso pode ser cultural!

Parece brincadeira falar isso, mas tem mulher que é casada há anos e nunca chegou ao orgasmo com o marido.

Sem contar as namoradeiras que, com pouco ou muito tempo de namoro, não conhecem esse prazer.

Seria isso culpa delas? Culpa deles? Culpa de todo mundo ou do mundo? Se a sua mulher não sofre com nenhum problema médico, não está tomando nenhum remédio que corta a libido e já fez todos os exames possíveis para detectar o motivo dessa falta de prazer e não encontrou nenhum problema médico, tome cuidado, O MOTIVO PODE SER CULTURAL E ISSO É CULPA DE TODOS NÓS.

Não faz muito tempo, muita mulher não podia nem gemer porque isso era coisa de puta. Na verdade, o sexo foi tratado por tanto tempo como tabu, que as mulheres simplesmente se esqueceram de se entregar a ele.

“Cuidado, minha filha, sexo só depois do casamento”, “Minha filha, se você transar antes do tempo, ele só vai querer usar e nunca vai levar você a sério”, “Transar sem compromisso é coisa de mulher fácil, cuidado, minha filha”.

Com isso, não tardou para que o sexo fosse tratado não como algo natural que você se preenche assim como quando está com fome (selecionando bem os alimentos e comendo quando se sentisse preparada, claro hehe), mas sim como uma moeda de troca que sugeria que quanto mais você se segurasse, mais respeito e amor você teria e quanto mais você liberasse, mais você teria o contrário disso.

O que aconteceu? As mulheres começaram a ficar tensas, e até mesmo com medo de sexo (“Ai, transei, e agora o que será que vai acontecer comigo? Será que fui rápida demais? Será que ele me achou puta? E se ele não me ligar?"). E não é para menos, com tanto tabu colocado em cima disso, fica mesmo difícil tratá-lo com naturalidade e se entregar a ele.

Depois vem a culpa dos homens que, genericamente falando, pregam que "a mulher tem que ser contida", "mulher não pode falar alto", "mulher minha só usa roupa tal. Se não, não coloca um nariz para fora de casa", "Aquela gostosa assanhada ali eu só usaria para comer. Ela deve ser bem fogosa, então para casar eu não teria coragem".

Denominações vão, denominações vêm, e as mulheres foram observando e incorporando aquilo, ensinadas pelas mães e pelos homens do ciclo social delas, mesmo sem perceber, muitas delas começaram a propagar essas ideias para as próprias filhas, ensinando qual é o estereótipo da vagaba e qual é o estereótipo delas (e claro que elas nunca são as vagabas, ou pelo menos fingem que não são, pois elas querem ser aceitas então mesmo que elas sejam vagabas de fato, tratam de esconder isso).

No fim, não só os homens, como as próprias mulheres, fazem o possível para perpetuar a espécie da "mulher direita", passando os ensinamentos a todas as gerações possíveis. E qual problema há nisso? Não haveria nenhum caso a sociedade inteira não sofresse as consequências da (falsa) moral do "sexualmente correto".

O problema não é ser ou não ser moça direita, O PROBLEMA É NÃO TER A LIBERDADE DE ESCOLHER O QUE VOCÊ QUER SER, SEM DEIXAR DE SER UMA BOA AMIGA, MÃE OU ESPOSA POR CONTA DISSO.

Alguns podem revidar "Ah, mas os homens são moralistas no social, entre quatro paredes todo mundo sabe que eles gostam das putas". Mas será mesmo?

Tem homem que está tão acostumado com a mulher certinha que ele se casou, que se ela chegar lá de lingerie, cinta-liga e uma cara de puta ele já se assusta. "É você amor? Bebeu?"

Isso quando a própria mulher nem tem coragem de fazer isso e já alega "Eu, toda na seduzência? Que isso! Ele riria de mim". Eu mesma já fui uma dessas e já tive vergonha até de usar uma calcinha socada nos fundilhos, quem dirá o kit da mulher furacão inteiro.

Tem marido que se a mulher geme alto, ele a manda gemer mais baixo. Tem marido que se a mulher quer dar uma provocada, ele tem medo dela não fazer só com ele e querer fazer com o vizinho também, e é aí que ele já começa a podar. Tem marido que não deixa a mulher nem falar palavrão:

*Ela: Nossa, que p*** gostoso. Mete fundo!*

Ele: Oi? Quem é você? Onde você aprendeu essas coisas? Está transando com alguém por fora? Tá chupando bem assim por quê? Aprendeu com quem?

Ela: Andei assistindo a uns vídeos aí, amor.

Ele: Sei...

Tem homem que limita tanto, mas tanto, que depois não entende os reais motivos para a mulher não gozar e não entende que está tudo interligado. É pressão demais, pressão vinda de dentro, de fora, e de todo mundo que ela ama e já amou na vida. Como ela não quer ser menos amada, e nem ser tachada de puta (mulheres sabem que homens em geral não respeitam as prostitutas, então, qualquer mera semelhança com elas parece assustador), ela acaba fazendo apenas o básico.

Para ser mais específica, ela acaba aprendendo a fazer apenas o básico do básico do básico, porque assim, ela pode até não agradar completamente, mas pelo menos não desagrada o maridão.

Não precisa ser um gênio para acertar o terrível fim evidente: com o passar dos anos, o homem vai achando chato demais fazer só o sexo padrão, só que ele não desconfia que a mulher acha isso um saco também!

Então por que isso tudo não muda? Porque ele tem medo de mudar pelos motivos que você já sabe, e porque ela tem medo de mudar pelos motivos que você também já sabe. E como já dito no início desse texto, todo mundo tem um dedo de culpa nessa confusão toda.

Sabemos que um dos maiores medos masculinos é de ser corno e arrisco a dizer que esse é o maior motivo deles quererem tanto uma mulher "para casar". Não é porque eles não gostam dos decotes, das saias curtas, e dos gemidos altos. É porque, tirando sempre as exceções de tudo que eu falo, eles têm medo delas gostarem demais, e pior do que isso, dos outros gostarem também!

Cá para nós, eles gostam e não é à toa que as mulheres mais belas e sensuais que andam pelas ruas são as que mais chamam a atenção. Digo belas e sensuais, não vulgares, mas aí que tá: sensual demais o marido também não quer porque o sensual chama e eles não querem o olhar de ninguém chamando a mulher deles.

A receita para ser uma moça para casar foi tão batida, mas tão batida que a mulher finalmente aprendeu e agora tem medo de fazer qualquer coisa mais ousada e ser mal interpretada por isso.

Precisa ser um gênio para concluir que tudo isso interfere no gozo dela? Sabe a frase "Relaxa que você goza"? SE ELA NÃO RELAXA DENTRO DA SUA VIDA COMO MULHER, VAI GOZAR COMO? Nem sempre é fácil separar a vida de "puta na cama" com a de "dama na sociedade" e muitas vezes colocamos tudo em uma redoma só, como se fosse um 8 ou 80, tal como já conversamos no texto sobre esse assunto neste livro.

Sabemos que para gozar é preciso relaxar, se entregar. É preciso que você se esqueça até mesmo que você é você. É preciso que você faça o que der na telha, como se fosse um teatro de livre entrega e de pura improvisação. Mas como fazer isso tudo quando se sabe que existem regras? Como libertar a cabeça e o corpo se você sabe que o risco de ter alguém julgando você por isso é grande? Fica difícil se manter livre se sabe que algo prende você, concorda? Pois é, é isso que uma quantidade imensa de mulheres sente.

"Ah, mas o mundo já mudou e as mulheres fazem o que querem hoje em dia". Que o mundo mudou, isso mudou, mas seria ingenuidade pensar que ele mudou tanto assim na área sexual. Ele mudou na cabeça de um homem e de uma mulher ou outra, mas no geral, ele continua tão fechado quanto hímen de virgem.

Quer prova disso? Os sex shops, um dos maiores caminhos que temos para a liberdade sexual: lá você pode comprar vídeos, vibradores, pênis, chibatas, fantasias e demais itens para todos os gostos possíveis. Aí eu pergunto: que mulher vai lá, ao vivo na cara e na coragem, como iria para comprar verduras? Pouquíssimas, e dessas pouquíssimas você pega muitas que só entram se estiverem com um grupinho de amigas (estilo aventura exótica do dia), ou com o namorado que tenta ser liberal por um momento.

Obs.: É claro que mesmo tomando coragem para pisar nessa loja tão ousada, ela terá que esconder a maçã vermelha que aflorará no rosto quando a atendente perguntar: "O que você quer?", "Nada não, só estou olhando!", mas ela queria mesmo era um vibrador! Mas como falar isso para uma desconhecida quando é difícil falar até para o homem que ela divide a vida? Paradoxos da vida moderna que acontecem no que chamamos de "liberdade"...

Tem homem que nem é mente aberta e só leva a mulher nesse estabelecimento porque já não aguenta mais comer o mesmo arroz – às vezes até sem feijão! – de sempre. Coitado, ele pensa que só dela pisar lá acontecerá "A mudança", e esse mesmo ser ingênuo se esquece de que a mudança tem que estar enraizada dentro dela, não na aventura do dia.

O problema não é ir ou deixar de ir a um sex shop, mas sim em como, em pleno século XXI, a gente encara os representantes do sexo, em como a gente encara a liberdade do sexo. É tudo ainda muito marginalizado: os fetiches, os sex shops, os eventos que envolvem sensualidade. Tudo. Em pleno século XXI, as pessoas falam que são livres apenas da boca para fora, porque na prática isso não acontece e não precisa ser muito esperto para entender o que eu quero dizer com isso.

Eu tenho uma amiga que se sente assustada e até mesmo invadida se perguntarem se ela já fez sexo oral. Agora, se perguntarem se ela gosta de lasanha ela responde numa boa: "amo e ainda lambo os beiços!". "Mas é claro, né, Luiza, falar de comida é completamente diferente de falar da vida íntima". Concordo, mas será que esse não falar da vida íntima realmente tem a ver com a preservação da intimidade ou com o medo de ser tachada a depender da resposta? Eu arriscaria a segunda opção.

Pensamentos de um homem: "Poxa, eu me considero um homem liberal e já falei para a minha mulher se libertar, para a gente ir ao sex shop, para fazermos coisas diferentes e ela fala que não gosta".

Mas será mesmo que ela não gosta ou ela está com a cabeça bloqueada demais para se permitir gostar? Tudo bem que você é liberal, mas você concorda que, a depender da vida que ela levou até hoje, não adianta nada você ser liberal se os homens que ela conheceu antes de você já a acostumaram a pensar de outro jeito e até mesmo a temer o "tema sexo"? Concorda que você seria apenas um grão de areia em vista de um oceano inteiro que ela já está acostumada a ver?

É aquele clichê básico que é real, por mais que queiramos parecer inovadores e mente aberta, nós, como qualquer outra sociedade, somos movidos por tradições culturais, por costumes familiares e não é tão fácil assim mudar de um dia para o outro só porque apareceu uma pessoa diferente em meio a tantas outras iguais que já foram o suficiente para nos deixar com medo de mudar, traumatizados, ou como você quiser chamar.

Você não se torna uma mente aberta só porque você foi a um sex shop, ou só porque você gosta de roupas curtas, mas você dá um passo a mais de abertura da sua mente se você simplesmente não julgar essa atitude como algo "feio" ou "ousado", mas sim como algo natural, como uma questão de gosto, uma questão de escolha que cada ser humano tem o direito a ter, desde que não prejudique ninguém.

Quantas vezes você já teve vergonha de comer perto de um estranho? Várias, né? Mas se era alguém bem íntimo você já não sentia tanta vergonha assim, certo? Porém, se esse alguém íntimo falasse que se incomoda de ver gente que come "assim ou assado", você já se sentiria mais receoso com a ideia de comer na frente dele, porque "vai que você faz algo que ele não gosta", não é mesmo?

É só quando conseguirmos naturalizar nossos gostos que vamos conseguir gozá-los com plenitude. Compreende a lógica?

Com o sexo as coisas não são tão diferentes. Se você prende demais e se você rotula demais, fica difícil ter alguém liberto o bastante para dividir os lençóis e gozar a pleno vapor. Seria como querer ter um pássaro que canta tão bem quanto cantaria se estivesse livre. Isso não faz sentido.

Experimente deixar a liberdade entrar na sua cama e não se arrependa dos resultados. E calma, você não precisa fazer algo externo e exorbitante não, tampouco precisa chamar três negões sarados para entrar na sua casa. Pode ser tudo a dois mesmo, porque a liberdade que eu falo aqui parte da mente de cada um, como eles transam é consequência.

Como chegar ao orgasmo

Nem sempre chegar ao orgasmo é uma tarefa fácil. Algumas vezes, até conseguimos chegar nele, mas em outras tantas essa sensação tão esperada acaba não acontecendo, sendo que nem sempre sabemos direito o motivo disso.

Sem contar as pessoas que nunca tiveram acesso a esse prazer, e não raramente chegam a pensar que estão com algum problema sério, enquanto na verdade o que falta pode ser apenas seguir algumas dicas que funcionaram bastante comigo, e que eu espero que funcionem com você também!

Primeiro de tudo, vamos ao clássico "relaxe e goze!": Essa famosa frase, objeto de piadinha para querer dizer coisas nem sempre de cunho sexual não deixa de ser a mais pura verdade. Ansiedade demais, estresse ou qualquer outro sentimento que nos impossibilite relaxar podem afetar diretamente o prazer, pois se o seu corpo não relaxa, fica mais difícil ainda chegar ao orgasmo. Ficar pensando demais sobre quando será essa tão esperada hora, se culpar ou se lamentar porque ela demora muito só tende a piorar as coisas. Assim, essa primeira etapa fica como um desafio à mente, porque quanto mais você "se obrigar" a chegar ao orgasmo, mais estressada você tenderá a ficar, e mais ele fugirá de você. Prazer e pressão só têm uma coisa em comum: começam com "P". De resto esquece.

Conheça o seu corpo: Ficar relaxada sozinha costuma ser mais fácil do que acompanhada. Sendo assim, aproveite os seus momentos de solidão para se conhecer melhor e para se tocar sem medo e sem tabus. Você não precisa bancar a puritana com você mesma, né? Relaxe que ninguém estará vendo e deixe a sua consciência para pensar que em breve você gozará aos montes

Só cuidado para não acordar os vizinhos, invejosos com o seu prazer!

E SERÁ MUITO FELIZ. Se você não se conhecer bem, como poderá usar isso a seu favor, e até mesmo dar umas dicas ao seu parceiro sobre os pontos que você mais gosta se nem você sabe onde eles estão? Conhecer o próprio corpo é de lei, o que você sente quando tocam desde a sua orelha, até as partes mais íntimas? Tente e deixe para contar para o seu parceiro na hora premiada! O bichinho vai ficar doido, e você também!

Masturbação: Está aí um tema tabu, principalmente no que diz respeito ao mundo feminino. Esse ato além de ser um alívio para os períodos de estresse e de solteira, é mais uma forma de conhecer melhor o seu corpo. Ninguém precisa ver nem saber que você faz isso e você verá que se é capaz de chegar ao orgasmo sozinha, certamente não chegou acompanhada por outros motivos que pouco ou nada tem a ver com os biológicos (ufa!) e que você é absolutamente normal nesse aspecto. Só cuidado para não usar coisas estranhas e que não são aprovadas pelo Inmetro no seu corpinho. Uma vez ouvi um "causo" de uma pessoa que quis enfiar uma verdurinha lá dentro. Só que a coitada quebrou e começou o pesadelo! Enfim, estamos falando aqui de masturbação, não vá querer se desvirginar – ou se deliciar em caso de você não ser mais virgem – com um pepino! Um dedinho e um vibrador são bons amigos, você não precisará de outros para isso!

Tenha intimidade com o seu parceiro: É sempre interessante manter relações sexuais com pessoas de sua confiança, principalmente quando você tem dificuldade de chegar ao orgasmo. Se você considera positivamente o seu parceiro e confia nele, a chance de vocês chegarem a momentos prazerosos só tende a aumentar, afinal de contas, quem confia elimina 90% dos medos e neuras, o que nem precisa falar que facilitará a sua vida.

Não tenha medo de falar sobre essa dificuldade: É claro que você não precisa falar para os quatro cantos do mundo que você tem esse probleminha, porém, dividir isso com quem realmente importa é de grande valia. Não tenha medo de conversar sobre isso com o seu parceiro, porque fora aumentar ainda mais a intimidade e os laços entre vocês, um bom diálogo levará duas cabeças a pensarem juntas sobre o que fazer a partir do problema dado. Duas cabeças pensam melhor do que uma e de quebra o seu parceiro não vai ficar neurótico pensando que é tudo culpa dele que não sabe satisfazê-la na cama.

Dê uma chance aos itens de sex shop: Muita gente considera os produtos eróticos quase como rivais, o que está longe de ser uma verdade e que, ao contrário disso, pode ser o seu melhor amigo, ainda mais se for um vibrador! Um artefato a mais não elimina um parceiro real, tampouco compete diretamente com ele, porém, vamos concordar que têm coisas que só um vibrador pode fazer. Você já pensou no fato de que esse objeto é capaz de potencializar safadezas que vocês já faziam na cama? Vai dizer que ele não é o seu amigão? Se é assim, por que não unir dois furacões diferentes? O seu corpinho nu + um acessório?! Fazer isso seria como você usar uma roupa bonita: ela não tira o seu mérito, mas embeleza você! Se livrar dos tabus e ver com bons olhos as novas possibilidades do mercado além de libertar a mente, é uma mão na roda para chegar ao orgasmo. Só quem tem asas voa!

Prefira a posição ativa na hora do sexo: Se você fica em posições mais ativas, tal como em cima do parceiro, inevitavelmente você ficará com mais domínio sobre a situação, o que tornará mais fácil de ficar "saracoteando" (vulgo "se roçando") em cima dele. Você pode fazer até achar um ponto que agrade e "bummmm, ápice do prazer!". Parece simples, e é! Se você tiver vergonha de ficar fazendo caras e bocas enquanto você morre de prazer, é só apagar a luz até você se acostumar com essa nova vida de caras e bocas. Vida essa que será superfeliz e saudável!

Por fim, goste do seu corpo e cuide da sua autoestima: Está aí uma teoria que todas nós conhecemos, mas nem sempre conseguimos colocar em prática. Gostar do seu corpo e manter a autoestima é algo fundamental para se libertar sexualmente, porque se você não gosta de você, como ficará relaxada e aproveitará integralmente as possibilidades? Não importa se o que você rejeita é algo físico ou mental, se há algo em você que desagrada, corra atrás disso o mais rápido possível, seja procurando um psicólogo, indo para a academia, ou o que mais for necessário. TEM COISAS QUE SÓ VOCÊ PODERÁ FAZER POR VOCÊ MESMA E ELEVAR A AUTOESTIMA É UMA DELAS. ELA NASCE COMO FLOR: VEM DE DENTRO PARA FORA.

Chega de preguiça, mente aberta e mãos à obra!

Vida de casal, direitos iguais, e mesmo assim o que mais vemos são mulheres que trabalham e ainda assim continuam se matando em casa, sem dividir essa parte com o maridão que, por sua vez, também trabalha.

Sei que não é fácil mudar certos hábitos culturais, porém, uma coisa é fato: homens que ajudam no lar costumam ter mais sexo garantido.

Homens que ajudam no lar têm mais sexo garantido!

É normal ouvir um homem dizer que irá matar quem inventou o casamento e que depois que se casou a mulher já não é mais a mesma. Sem contar as reclamações sobre o sexo. Mas será que algum deles já pensou que às vezes o excesso de trabalho doméstico da mulher pode interferir na felicidade sexual DELE?!

Um homem que lava a louça constantemente pensa que está fazendo isso por simples favor, e não porque ele também comeu, bebeu e fundamentalmente porque a mulher moderna – aquela mesma que tem tripla jornada – não dá conta de cuidar sozinha de tudo.

Algo semelhante acontece quando um filho nasce. Como se não bastasse o sofrimento dos 9 meses sem dormir direito – a começar pelo tamanho da barriga e um menininho se mexendo lá dentro – depois que o filho nasce a mulher continua sem poder dormir direito porque é hora de dar de mamar, hora de "banhar", hora de colocar para dormir etc.

Depois de tudo isso muitos homens ainda se questionam o porquê das mulheres não quererem mais (tanto) sexo como eles, ou sobre os motivos de não se entregarem mais "com a mesma intensidade de antes da gravidez ou de depois que se casaram".

Pelo menos ao meu ver, uma parte da resposta para esse problema é bastante simples: depois da moda dos "direitos iguais", o direito ficou tão "igual" que agora fora cuidar da casa e dos filhos, a mulher tem que trabalhar – dentro e fora de casa – também. COM ISSO, NÃO FICA DIFÍCIL CONCLUIR O CAOS DOMÉSTICO EM QUE CHEGAMOS, QUE CONTA COM MULHERES EXTREMAMENTE OCUPADAS E SEM TEMPO PARA PENSAR NAQUILO QUE OS HOMENS MAIS QUEREM: SEXO!!!!

Tá bom, sei que vai ter um monte de homem chiando e falando que ajuda a mulher a cuidar da casa "sim", mas responda com sinceridade, você só "ajuda" ou veste a camisa? Se você é daqueles que adora usar os direitos iguais das mulheres para justificar que ela o ajude a pagar as contas da casa, nada mais justo do que você também se encarregar da casa e ter dupla ou tripla jornada, tanto quanto ela.

Fica difícil pensar em comprar inclusive uma calcinha nova quando você tem dentro de casa um homem que não ajuda em coisas que vão muito além de ajudar a pagar as contas, e fica mais difícil ainda pensar que fora ter passado pela mudança física e psicológica de ter um filho – ou apenas por ter se casado e ter passado a dividir o mesmo lar, para quem ainda não gerou mais integrantes para a família – você descobre que a sua tarefa também aumentou, ou melhor... triplicou e que agora, um dia que tem 24 horas, passa tão corrido que parece ter menos da metade disso!!!

"Oi? Já chegou a hora de dormir? Calma que eu ainda tenho que colocar roupa para lavar. Depois eu tenho que arrumar a louça da janta. Depois colocar nosso pequeno para dormir. Depois ajeitar o trabalho que meu chefe pediu. Depois, depois, depois!"

Ainda que tenham dificuldade em admitir isso, no seu íntimo, muitos homens ainda consideram que certas coisas são tarefas femininas e sempre serão. Bem, o homem pode até continuar pensando que a tarefa não é para ele, mas as consequências disso não serão mudadas por causa de um pensamento atrasado desses.

Se mesmo não falando com todas as letras por medo de pagar de antiquado ou levar um tapa na orelha, ainda assim um homem pensa que a sua mulher tem que cozinhar, tem que limpar a casa, e ainda tem que dividir as contas porque ele nem ganha tanto assim, depois não pode se surpreender se quando chegar a tão esperada noite tudo o que ela quiser fazer é dormir.

Uma vez li uma reportagem que dizia que homens que ajudam no lar costumam ter uma vida sexual mais ativa e feliz, e isso para mim fez todo o sentido. Não só porque a mulher ficaria menos sobrecarregada, mas também porque ela começaria a pensar que tem um companheiro que ela pode contar para tudo, inclusive na hora de cuidar da própria casa. Pensar que pode confiar em alguém vai além do óbvio e tende a passar uma sensação de conforto inclusive inconsciente ao fazer a mulher pensar que não importa o que aconteça, ela sempre terá alguém que a ajudará nos desafios da casa. Pois é, cuidar da casa é tipo tarefa de super-herói, não acaba nunca! E se você não concorda com isso é porque certamente não é você quem cuida da sua casa.

Penso que essa ideia seria um bom conceito para "o macho inteligente moderno", que é capaz de entender que para conseguir o que ele quer, é necessário fazer o que sua companheira nem sempre espera, mas que precisa para relaxar.

Por outro lado, tem gente que ajuda em casa, ajuda em tudo que pode, mas mesmo assim sente que o sexo é algo que está cada vez mais distante da vida do casal. Com isso, não tarda para a pessoa fazer a pergunta fatídica: "será que ele/ela não me ama mais, e justamente por isso não quer mais ter relações sexuais comigo?".

Afinal de contas: Será que falta de sexo é sinal de falta de amor? Vamos conversar um pouco mais sobre isso.

O que faz uma pessoa perder o desejo sexual por mim?

Você tem um parceiro que parece não querer mais transar com você, pelo menos não como antigamente? Seria isso falta de amor? Falta de tesão? Ou o quê? Falta de desejo sexual pode sim ser um sinal de que o relacionamento está estufando, porém, muitas vezes ela está relacionada com algo que não tem nada a ver com a falta de sentimento, ainda que fatidicamente diminua o tesão. Vejamos algumas possibilidades.

Estresse: Todo mundo sabe que o estresse, tanto o físico quanto o mental, é capaz de fazer estragos na vida de uma pessoa. Tem muita gente que quando tem algum tormento na cabeça, perde completamente – ou pelo menos boa parte – do apetite sexual ao só conseguir pensar em problema + problema + problema = muitos problemas = sem tempo para diversão. Assim, se o seu parceiro anda muito estressado, em vez de ficar colocando o problema do sexo como uma cobrança a mais, tente fazer coisas que o acalme e o deixe mais feliz, tal como uma boa massagem enquanto vocês têm uma conversa descontraída, que não fale de problemas, e que a depender do caminhar das coisas, pode desandar para uma massagem erótica, sem esperar nada em troca até o momento em que você ver que a pessoa está totalmente desligada do mundo. É claro que nem sempre isso funcionará da primeira vez que você tentar pelo simples fato de que gente que está com o cérebro acostumado a sempre estar ligado, nem sempre o desliga tão facilmente. Porém, como tudo é força do hábito, você vai tentando com paciência até perceber que, com o passar do tempo e com tantos estímulos "de paz", inevitavelmente o seu parceiro ficará cada vez mais tranquilo. Somos produto do ambiente que vivemos, não tenha dúvidas disso. Se o ambiente fora de casa é estressante para a pessoa e você tenta ser leve dentro de casa, a tendência é que, ainda que ela não vire um hippie total, ela fique cada vez mais em paz, ou menos desequilibrada emocionalmente.

Depressão: Há quem diga que não apenas a depressão, como também os remédios utilizados para combatê-la PODEM diminuir a vontade de sexo. Se o seu parceiro tem algum desses problemas, vale muito a pena procurar um médico para conversar sobre isso, ou quem sabe até mesmo trocar o remédio se for o caso. Falando em remédios, alguns outros medicamentos específicos também podem cortar a libido, inclusive aqueles que não têm a ver com a depressão. Procure saber se o remédio que o seu parceiro toma – seja lá para que problema for – é um desses. Geralmente, é possível trocar de medicação e basta procurar um médico que entenda do seu problema para orientá-lo melhor sobre o assunto e até mesmo verificar se o remédio teria realmente algo a ver com a sua falta de apetite sexual. Jamais interrompa o seu tratamento sem um consentimento profissional, até porque você não vai querer arrumar mais um problema para a cabeça, né?

Brigas e cobranças do casal: Nem precisa dizer que a pressão funciona de forma negativa para a maioria das pessoas. Se você está em um relacionamento com muitas brigas e cobranças, esse é um bom motivo para o seu parceiro perder parte do desejo por você. Não é todo mundo que funciona bem sob pressão, e pior do que isso, muita gente pode acabar tendo um sintoma reverso e fugindo cada vez mais de você! Tente ver o seu parceiro como um animalzinho, que se você trata bem e dá carinho ele sempre voltará para perto de você e que, se ao contrário disso você só reclama com ele, ele não só fugirá, como passará a ter medo da sua presença. Assim, fique esperto e não associe a sua pessoa com desconforto para quem recebe você. Você tem que ser igual a alegria, porque de chatice e tormento já basta as desavenças inevitáveis da vida. Se companhia é algo que querendo ou não a gente escolhe, cuidado para não terminar para fora do cesto.

Cansaço com a rotina sexual: Não raramente o casal se acostuma a fazer sempre as mesmas coisas, sempre do mesmo jeito, e nisso alguém pode acabar "regredindo no sexo" ao não se dedicar tanto quanto antes, e até mesmo deixando de fazer coisas que o parceiro adora. Se por exemplo a mulher adora um carinho, uma massagem, ou outro tipo de preliminar e o homem deixa de fazer isso, é plenamente possível que com o tempo ela acabe desanimando e não fazendo mais a parte dela bem feita, como consequência de ter notado que a qualidade sexual do parceiro também diminuiu, até acabar associando o sexo com chatice e simplesmente deixando de fazer. Afinal de contas, coisa chata a gente sempre deixa por último. O mesmo pode acontecer com o homem, que se por exemplo tem uma mulher cheia de "não me toque", que nunca quer fazer algo diferente, inevitavelmente também acabará se cansando da mesmice. Comer feijão com arroz é bom demais, mas comer isso todos os dias sem acompanhamento é péssimo!

Traição: Muita gente – nisso digo tanto homens quanto mulheres – depois de arrumar um amante pode acabar sentindo menos desejo sexual pelo parceiro, não necessariamente porque não o ama mais, MAS SIM PORQUE JÁ GASTOU A ENERGIA SEXUAL COM A OUTRA PESSOA! Com isso, a gente acaba descobrindo que fora os problemas óbvios da traição que todo mundo já sabe, ainda tem mais essa de correr o risco de não dar conta de duas pessoas "ao mesmo tempo" e acabar prejudicando "a que sobrou". Independentemente do tipo de sexo praticado e com quem seja, sexo consome energias, que consequentemente podem interferir na libido sexual, porque uma pessoa "normal" não sente fome o dia inteiro, certo?! É claro que há quem diga que "comer fora" faz ficar com mais fome em casa, mas eu sinceramente tenho minhas dúvidas a respeito dessa afirmação. Desconfio que ela só vale para quem de fato aguenta comer muito por dia, e não para aqueles que só gostam de tirar onda que comem muito, mas que na hora do vamos ver deixam um monte de comida no prato.

Por fim, antes de julgar e culpar o outro por não querer algo, vale a pena ver o que nós estamos fazendo para melhorar isso. FAZER A PRÓPRIA PARTE É FUNDAMENTAL, visto que todos nós sabemos que ficar esperando muito do outro é algo que nem sempre dá certo.

Você acredita que já fez tudo que podia e está seriamente desconfiado de que o seu caso envolve falta de amor mesmo? Se dar conta disso dói, mas se é um mal necessário, vamos analisar sinais de que as pessoas que já não amam mais costumam dar.

Você tem dúvidas para saber se o amor acabou? Confira os sintomas que vêm quando isso acontece!

Como recebo perguntas de muita gente confusa em relação a gostar ou não do parceiro, eis AQUI ALGUMAS DICAS QUE PODEM AJUDAR A PERCEBER SE O AMOR ACABOU.

Este capítulo vale tanto para ajudar a saber se o outro não ama você como para saber se não é você quem não ama mais.

Obs.: Acontecer um ou outro dos itens citados abaixo não necessariamente quer dizer que o amor acabou e pode ser considerado algo normal ou passageiro, porém, se muitos desses itens persistir(em) e/ou incomodar(em) por um bom tempo, é hora de repensar a situação.

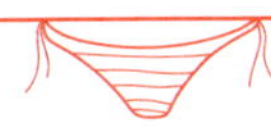

Não sente mais necessidade de conversar com a pessoa: Esse papo de que é só casal de idosos que gosta de conversar é a mais pura mentira, em um bom relacionamento tem que haver amizade, que é ponto chave para a parceria e o companheirismo que são ingredientes básicos em qualquer relação sólida e duradoura, porém...

Não pode ser só amizade: Se você está percebendo que seu parceiro está mais para melhor amigo do que para amante e você não tem muita vontade além de contar "os babados do dia", é melhor já "rebaixá-lo" para a classe do exclusivamente amigo. A gente pode e deve sentir vontade de conversar, mas tem que sentir vontade de tirar a roupa também.

Você não sente mais vontade de sexo: É normal que em algumas fases a gente não queira tanto sexo, já que somos seres humanos e não servimos apenas para ter desejo sexual, às vezes ficamos chateados, estressados e mais aquele monte de coisa que corta o apetite de qualquer um. Porém, se mesmo quando você está feliz, de bem com a vida e, pior, se está há muito tempo sem transar e mesmo assim não vê o seu parceiro como opção de alívio, aí está um grande alerta vermelho!!! Se você sente nojinho dele e isso não é por falta de banho, saia correndo que é perigo triplo!

Pensa muito nele no passado: "Ai como ele era fofo, romântico e príncipe e agora ele está grosso, careca, barrigudo e sem graça". Parece piadinha, mas se você só o elogia para falar do passado, é porque ele no presente não está valendo tanto a pena. Como ninguém vive de passado, é bom arrumar um que seja bom no presente e torcer para que permaneça igualmente bom no futuro e não caia na desgraça do outro!

Você não tem mais vontade de agradar: Tudo bem que ninguém aguenta ficar agradando 24 horas por dia, até o super Papai Noel tira folga durante o ano. Porém, um agradinho aqui e outro acolá é sempre bem-vindo e nem precisa ser presente material, um bom sexo oral já faria muito companheiro mais feliz. Porém, se você nunca tem vontade de fazer nada disso, e mal tem disposição para comprar a balinha barata que o seu parceiro tanto gosta, é porque ele não está mais instigando você para nada ou é você que está folgada até demais! O que dá na mesma falta de interesse primeira.

Você tem preferido ficar sozinha a ficar com ele: Se antes vocês viviam juntos e agora você sempre tem uma desculpa para ficar sozinha (muito trabalho, muito estudo ou sei lá o que) é sinal de que ou você não gosta mais tanto dele, ou está ocupada demais para ter um relacionamento sério. Sem contar que há sempre a ideia de que quem quer arruma tempo e faz a madrugada virar dia. Não precisa ser todo o tempo do mundo, mas se até o pouco tempo que sobra você está preferindo qualquer coisa a ele, é porque o negócio está feio.

Você começa a olhar outras pessoas: Pera lá que ninguém é cego e eventualmente pode acontecer de vermos uma ou outra pessoa interessante e inclusive excitante. Porém, olhar é uma coisa, ter vontade de trocar pelo seu parceiro é outra. O que quero dizer com isso é que se você começar a ter vontade de trocar de companhia e não a quer apenas de colírio para descontrair o dia, é hora de pensar em avisar o parceiro que o prazo venceu...

Por fim e não bastando, você começa a ficar com outra pessoa: Se você começar a perceber que, fora o vacilo de ter um amante (e com isso já estar correndo sérios riscos de ser pego e perder o parceiro), você ainda está vendo que ele é melhor do que o seu oficial, aí o negócio está no fim mesmo e é hora de pensar não em trocá-lo pelo amante (já que, se o amante for esperto, não levará a sério se considerar que você poderá fazer o mesmo com ele quando passar a ser oficial), mas sim em ficar sozinha ou arrumar um terceiro que não saiba que você tem disposição para colocar chifres!

Um maior esclarecimento antes de tomar qualquer decisão. Afinal de contas: o que é amor de verdade?

Tem gente que acha que acreditar nessa história de amor feliz e eterno é coisa dos desenhos da Disney, mas eu digo: não é!

Pensa só, se até nesses lindos romances o príncipe e a princesa comem o pão que o diabo amassou e às vezes até se afastam duvidando um do outro, por que na vida real – que é uma história escrita sem borracha e sem edição de roteiros – não teria? Afinal de contas, o que é o amor? Ele realmente é capaz de durar para sempre?

Casais e mais casais se separam alegando "falta de amor", e aí a gente pensa: será que o amor acabou? Nunca houve amor?

E pasmem, a resposta pode não ser nem uma coisa, nem outra! EM MUITOS CASOS, NÃO HÁ BEM FALTA DE AMOR, MAS SIM FALTA DE COMPREENSÃO DO QUE É ESSE SENTIMENTO. Se existisse um dicionário do povão que classificasse essa palavra, seria algo como "sentimento lindo, perfeito e que nunca acaba". Certo? Errado.

O amor é um sentimento lindo sim, porém, não é lindo o tempo inteiro. Ele é perfeito sim, porém na sua imperfeição por ser um sentimento dos humanos. E ele nunca acaba? Bem, ele pode até acabar, mas apenas no coração daqueles que não souberam lidar, ou até mesmo identificá-lo.

O nosso maior problema com o esse sentimento é que fantasiamos demais, classificamos demais e beiramos o absurdo. Sim, porque dizer que o amor é perfeito, para mim é como dizer que o ser humano também é perfeito.

Veja bem: como é possível dizer que há um sentimento perfeito em seres humanos imperfeitos?

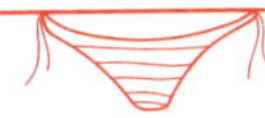

Nós amamos, mas também brigamos, ficamos com raiva, discutimos e muitas vezes acabamos esquecendo o lugar do amor para dar lugar a algum outro sentimento ruim, tal como o ciúme, a desconfiança ou até mesmo a falta de segurança em nós mesmos. Mas será então que o amor não existe em meio a tantas adversidades? Ele existe sim, tanto quanto a sua fome existe, mas já dizia a física que dois corpos não podem ocupar o mesmo espaço, então, se o amor existe e também existe a cólera, no final das contas você escolhe quem senta no primeiro banco para dirigir o filme do seu relacionamento.

É claro que seria utópico dizer que se tivermos força de vontade SEMPRE conseguiremos superar as coisas ruins. Nós não somos super-heróis que podem pular do décimo quinto andar, parar em pé, dar um tchau para a câmera e ainda sair correndo!

No entanto, com força de vontade a gente pode sim minimizar – e drasticamente – as coisas ruins, sem jamais fugir delas e É JUSTAMENTE AÍ QUE SE ENCONTRA A SABEDORIA DO AMOR.

Ora, se o amor é um sentimento humano, algumas vezes ele pode sim ser confundido com sentimentos opostos como a raiva e até mesmo a decepção. Cientistas dizem que muitas vezes o nosso cérebro confunde a fome com a sede. Assim, se pensamos estar com fome e tentamos tomar água no lugar de comer, muitas vezes essa fome é diminuída consideravelmente (fala sério, isso também não é legal para quem quer perder uns quilinhos?!).

Tudo isso porque o lugar do cérebro para essas duas necessidades fisiológicas se confunde. "Tá bom: e o que banana tem a ver com abacate?". Ué, que as duas são frutas! Brincadeira, vamos ao ponto: acredito que acontece algo muito parecido com o amor, não sei se ele atinge o mesmo lugar do cérebro que outros sentimentos, mas sei que fora dois "corpos" (inclusive os sentimentais) não ocuparem o mesmo espaço, às vezes a gente se confunde com os sentimentos, como confundimos a fome e a sede!

Indo para palavras um pouco mais práticas: constantemente confundimos o amor não só com os sentimentos ruins, como também com a tal da paixão. Aquele sentimento que nos deixa de corpo mole e coração batendo mais do que batuque de escola de samba, e aí, quando esse carnaval acaba, a gente pensa que o amor acabou. Será mesmo assim? Felizmente, nem sempre.

As pessoas que têm um relacionamento de anos entenderão o que vou dizer agora: constantemente, o amor é aquele sentimento de paz, sossego e tranquilidade, e é aí que muita gente confunde a falta do batuque (a paixão), com a falta de amor.

Não sei se é porque vivemos em um mundo onde sempre estamos ligados a mil, que quando isso não acontece a gente estranha, ou se é porque a gente realmente não sabe reconhecer o amor.

Pode ser as duas coisas, mas no final das contas o que importa é um só fato: o amor pode até durar o resto da vida, mas ESQUEÇA, ELE NÃO DURARÁ 24 HORAS POR DIA DURANTE TODOS OS DIAS DA SUA VIDA.

Tenha calma, mas muita calma antes de dizer que só porque sua vida não é mais uma montanha-russa com muitos embrulhos no estômago que é porque não há mais nada a fazer com o seu parceiro. Tenha também muita calma antes de pegar as malas e ir embora.

Ok, às vezes não há mais o que se fazer mesmo e o jeito é pegar suas trouxinhas e ir embora, porém, em outras tantas não faltou bem a palavrinha AMOR, mas sim as palavrinhas chaves da vida: PACIÊNCIA E SABEDORIA.

É normal que em uma época você se sinta mais entediado com o seu parceiro do que em outras, e que em alguma época haja mais discordâncias do que em outras, e nem sempre isso quer dizer que o amor acabou.

Usando essas palavrinhas você poderá identificar se não era só uma tempestade que já já passaria, mas que você, ansioso demais, não teve paciência para deixar passar.

Nunca passou pela sua cabeça que o amor é algo completo com algumas fases de incompletude? Pois é justamente isso que ele é. O amor, em sua classificação mais realista, é um sentimento capaz de perdurar durante uma vida inteira, desde que ambos os envolvidos estejam dispostos a compreender que nem sempre ele estará com a bateria no 100%, e acima de tudo, que JUSTAMENTE POR ISSO O CASAL DEVE ESTAR DISPOSTO A SE ESFORÇAR PARA DAR UMA "RECARGA" SEMPRE QUE FOR NECESSÁRIO.

Manter um amor não é só ficar no bem bom, é também um esforço diário, é se esquecer um pouco da ânsia de ter sempre razão e de procurar brigas desnecessárias por isso, ou melhor: é um passo diário na tentativa de chegar um pouco mais perto do céu. É ir na formatura ou pegar troféus juntos, mas é também fazer compras no mercado, dividir os lençóis em um domingo tedioso. É ter paciência com os medos e manias do outro, bem como aguentá-lo na doença e naquela época de chatice que nem ele mesmo se aguenta.

Amar não é ficar parado no tempo pensando que só porque você ama agora você não precisará fazer mais nada que esse sentimento durará para sempre naturalmente, como se fosse algo que "simplesmente acontece e perdura por toda vida", como se o coitado do seu parceiro – e você também – nunca fossem ter problemas (balde de água na cabeça e acorde!).

O amor pode até PARECER ser autossustentável assim no começo, porém, para fazê-lo perdurar após anos e anos, é necessário que você esteja sempre munido de muita água e mantimentos para não deixá-lo morrer em época de guerra. Ou será que você acha que uma vida inteira já não é o suficiente para haver instabilidades em pessoas que, antes de serem um casal, têm sua individualidade, mudanças e conflitos internos que se modificam com o passar do tempo?

Amar com sabedoria faz parte de uma luta que, quando você pensa que está perdendo, você não pode pensar no divórcio – pelo menos não como item presente nas três primeiras opções de saída para o problema –, mas sim em dar um pouco mais de si, em ser mais companheiro, mais "parça" mesmo, onde você busca conversar (muito) com o outro na tentativa de fazê-lo entender que vocês são uma empresa que só abre falência se a equipe não mais cooperar (já ouviu falar que a admiração é o ingrediente básico para o amor?).

Nessas horas, você pensa mil vezes antes de soltar palavras duras, mas quando solta, você pensa e calcula mentalmente a potência delas antes de dizê-las, e acima de tudo: você as usa para explicar a situação antes de tomar qualquer atitude drástica, até porque, quem nunca ouviu falar que muita gente acaba "se forçando a deixar de amar porque acha que o outro já não ama mais?", praticando aquela técnica básica do "vou bater antes de apanhar"?

O AMOR É A VONTADE QUE DUAS PESSOAS TÊM DE DAR CERTO MESMO QUANDO HÁ ADVERSIDADES NA VIDA. Mas então não existe amor que se acaba? É claro que sim, o problema é que muitas vezes ele é "suicidado" antes do tempo, e não "acabado" por assim dizer.

Como não consigo parar de fazer associações, o amor também é como um corpo sarado: você consegue ele com muito esforço, passa muitas alegrias com ele, mas às vezes você engorda ou adoece e tem que correr atrás do prejuízo. Já dizia Albert Einstein: "A vida é igual andar de bicicleta. Para manter o equilíbrio é preciso se manter em movimento".

Termino com uma última classificação para a palavra amor, agora mais uma vez atualizada: Sentimento que sofre transformações, alterações e variações com o passar do tempo e que, tal como uma flor, tem os seus picos de beleza e sua fase de recolhimento, mas que ainda assim é capaz de superar alguns momentos de seca desde que encontre água logo mais adiante. Se não encontrar, aí sim: R.I.P.

Falta de diálogo muitas vezes deságua em uma adivinhação irreal que pode acabar em desastre pelo simples fato de ninguém ter conversado abertamente e ter se limitado a pagar de "adivinha" que age antes de tentar confirmar o real problema.

TRAIÇÃO

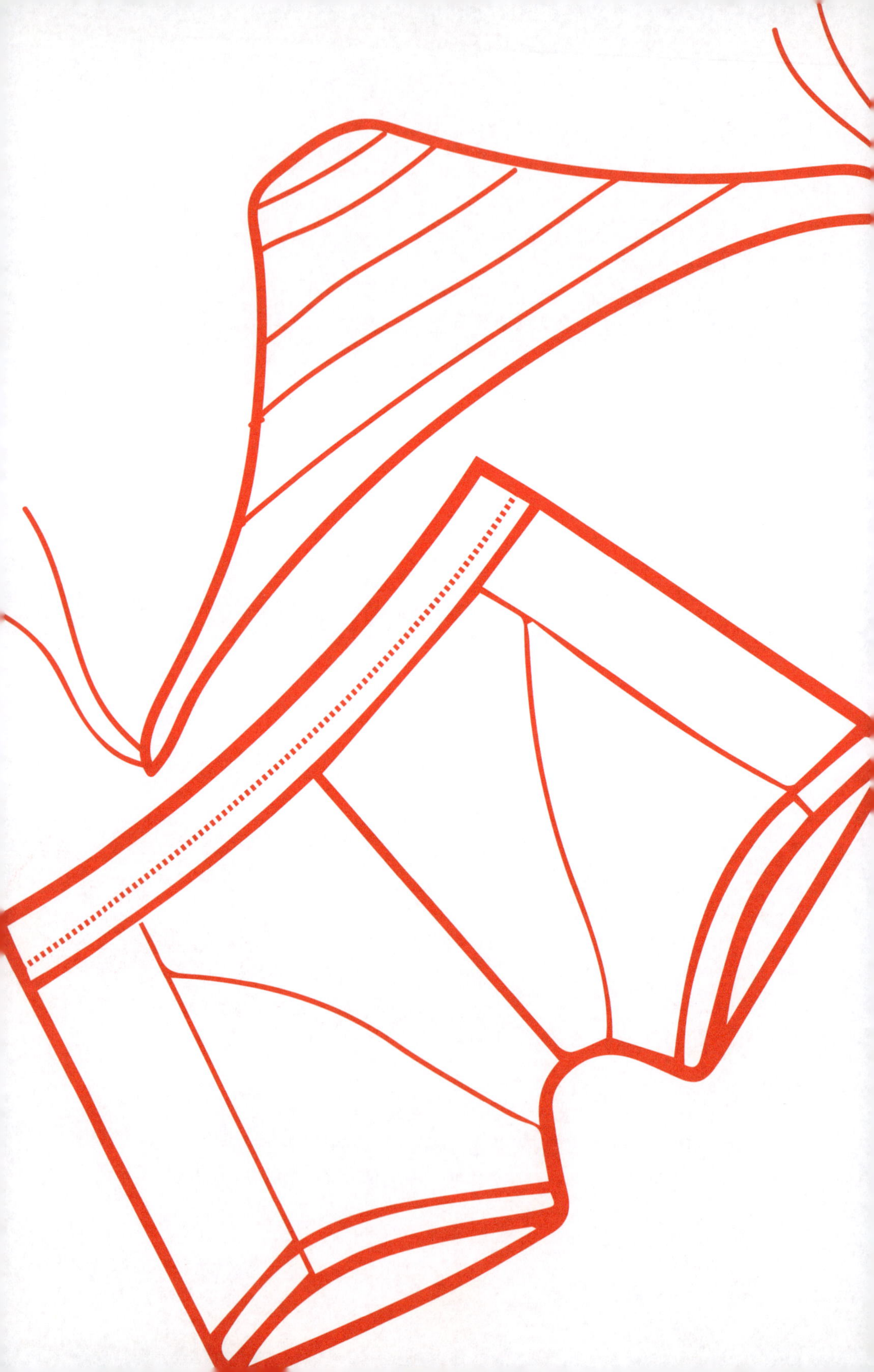

Dicas para saber se a pessoa que você paquera tem outra pessoa

Você está saindo com alguém, tem sido legal e pensa em ter um compromisso sério, porém, desconfia que não está comendo essa marmita sozinho e que está dividindo o filé com outra pessoa que, por sua vez, nem sabe que está dividindo o melhor do dia com você?

Confira alguns furos que pessoas que estão comendo em mais de um estabelecimento costumam dar e se você se identificar com muitas dessas coisas, saia fora o mais rápido possível!!! A não ser que você tenha o fetiche do corno...

Encontros durante a semana: A pessoa só chama para sair em dia de semana e nunca ou quase nunca em final de semana (claro, final de semana é para lazer mais demorado e nessa festa só entra quem é Vip!).

Liga tarde da noite: Será que é por que você é a última opção da lista, ou por que a patroa dormiu?!

Chama para sair sempre tarde da noite: Quem está realmente interessado e não tem rabo preso já garante horário antes, não em cima da hora. Afinal de contas, essa pessoa não deve nada para ninguém e é dona dos próprios horários, certo?

Deixa o celular desligado constantemente: humm, vai que o seu número chama, qual historinha a pessoa traíra vai contar para não atender o telefone de número suspeito caso a oficial esteja lá, de butuca em tudo?! Melhor deixar o celular desligado do que falar gaguejando, né?! Haha...

Sai de perto de um jeito estranho para atender um telefonema: nem precisa dizer que essa tem ligação com o item acima e pode acontecer quando a pessoa se esquece de desligar o telefone e por algum motivo se sente obrigada a atender. Dá vontade de ir atrás para ouvir a conversa, não dá? Mas isso é feio e mamãe ensinou a não invadir a privacidade alheia (só que deixa o celular perto de mim para ver kkk).

Não passa o telefone de casa: Aguenta firme coração que isso tem cheiro de casamento! Como que a pessoa vai passar o número de uma casa que é o mesmo lugar que o time rival mora? Só se for muito toupeira, né? Nesse caso, da próxima vez que vocês forem sair dê uma olhadinha nos dedos dessa pessoa, se tiver marca de aliança você já sabe que ela pode estar escondida, um pouco mais embaixo, logo ali no bolso dela! Se não tiver marca de aliança não cante vitória antes do tempo, existem casais modernos que não usam essa mini coleirinha e aí vai de você ficar de olho no todo para saber se o cão tem ou não tem dono.

Fala que não tem nenhuma rede social: convenhamos que hoje em dia é muito RARO alguém não ter conta em nenhuma rede pública. Se por sua vez essa pessoa passar facilmente o MSN (ops que hoje em dia é Skype!) e demais itens privados, mais um ponto para desconfiar. É claro que tem raras pessoas que realmente não usam as redes sociais e estão sendo sinceras, mas aí você vê se ela não faz os demais itens aqui citados. Ah, você também pode fazer uma pesquisa pelo nome dela nas redes sociais e ver se ela realmente não tem conta, ou pelo menos não tem atualizado nada por lá: é público mesmo!

Ela fala "não me liga, deixa que eu ligo": Gente esperta é outro nível, né? Vai que você liga na hora errada? Melhor controlar as regras do jogo.

Evita lugares públicos quando está com você: Vai que aparece algum conhecido? Aí a pessoa vai dizer que estava fazendo respiração boca a boca em pé?

Muda de temperamento facilmente: Às vezes fica todo apaixonado, às vezes some e outras parece que mal conhece você. Tudo dependerá de como estará a vida dele com a pessoa oficial. Afinal de contas, se você é o "extra", nada mais esperado do que dar prioridades, bem como se preocupar mais com quem é oficial.

Desmarca compromissos de última hora: Será que a outra pessoa ligou, desconfiou ou apareceu uma proposta melhor que a sua?! Quem é sobra costuma ficar com a sobra. Repeti a palavra, mas é isso mesmo!

Some por alguns dias para depois voltar como se nada tivesse acontecido: Quem some não merece atenção nem se for solteiro. Se a pessoa se preocupa com você, no mínimo ela dá um aviso prévio a respeito do sumiço. Se não for algo bem explicado, desencana que ela está de palhaçada mesmo.

Inventa provas, viagens, hora extra no trabalho: Isso é só para ganhar tempo. Tempo para levar a vida oficial? Kkk...

Tem pouco interesse sexual: provavelmente porque já está gastando as energias com a outra pessoa. Ô tristeza ficar só com a rapa. Mas calma que se você for amante às vezes é essa outra pessoa que fica com a rapa, até porque sabemos que muita gente diz comer fora por não ter o que comer em casa. Nisso tem até chance de, mesmo tendo outra, a pessoa chegar toda cheia de fome para cima de você. Até porque vai saber se ela só procura você para isso mesmo...

Não apresenta para os amigos, e se apresenta, é como uma amizade: Nenhuma pessoa gosta de queimar cartucho à toa. A não ser que ela tenha uns amigos bem malandrinhos como ela, aí sim ela pode contar que você é peguete e apresentar para eles, porque afinal de contas, todos seriam cúmplices mesmo. Depois é só fingir que nada aconteceu.

Nunca leva para casa: se a pessoa for casada ou morar com a família ela pode mesmo nunca levar, MAS se ela morar sozinha nada impede de você conhecer o cafofo e nem desconfiar que ela tem outra pessoa, até porque ninguém veria mesmo. Bem, só se você encontrar uma camisinha usada por lá que ela se esqueceu de jogar fora: penseeee no ódio!

Fala que talvez saia, mas que vai ficar em casa e no fim acaba saindo: Confuso, não? Mais ou menos, isso é só o tempo para ela decidir o que fazer da vida e analisar os prós e contras de sair ou não com você. Se no fim ela não saiu nem precisa dizer que "o contra" venceu.

Inventa desculpas sem pé nem cabeça, do tipo que ficou com dor de cabeça minutos antes de vocês saírem: essa dá vontade de falar que vai ir lá cuidar da pessoa só para ver com ela reage, haha!

E, por fim, não tira/tem fotos com você: E alguém quer ficar com a prova do crime literalmente revelada?

E aí, será que você está dividindo o filé com alguém?!

Obs.: Não se desespere com uma coisa ou outra, se desespere com o conjunto da obra e aí você decide se chora ou não!

O que leva uma mulher a trair?

O chifre definitivamente é uma das coisas mais democráticas do mundo: você pode ser feio, bonito, gordo, magro, rico ou podre, só de ter nascido você já está a perigo.

Eu sei que quando somos a parte traída é difícil entender e nessas horas tendemos a pensar mil baboseiras que depositam a culpa na gente. Pensamentos como "não fui atencioso o suficiente" ou "não fui bom de cama o suficiente" são fichinhas em vista das atrocidades que pensamos na hora da perda só para nos punir.

O que levou a sua mulher a traí-lo?: Talvez nem ela mesma saiba e a depender das circunstâncias que a levou a fazer isso, você poderia ter sido mil vezes melhor, mais bonito e mais interessante que ela trairia do mesmo jeito! Provavelmente, o "problema" está muito mais nela do que em você. Primeiramente porque pelo visto foi ela que sentiu falta de algo (que pode estar inclusive nela mesma, e não necessariamente em você. Tem mulheres que só se sentem completas tendo mais de um parceiro, por exemplo), depois pela coragem em trair sem a mínima explicação, e claro, pelas suas costas. Afinal de contas, quem está insatisfeita sempre tem a opção de terminar o relacionamento, e se ela faz diferente disso, é porque optou "pelo crime".

Eu sempre acho que, no fim, QUEM TRAIU SOFRE MUITO MAIS DO QUE O TRAÍDO porque haja inspiração para mentir e consciência, né? Ainda mais se o traidor for descoberto, aí que ele sofre mesmo, nem que seja por vergonha!

Mesmo que o problema seja você isso não justifica a traição. Ninguém está falando de santinhos ou santinhas (provavelmente você não é um santo, tampouco ela), mas estamos falando de coragem: por exemplo, se ela traiu porque você não a tratava mais como antigamente, por que ela não disse algo a respeito ou simplesmente terminou o relacionamento para ficar com o outro? Sei que se separar nem sempre é fácil, mas sofrer em uma situação assim – na qual ninguém sai completo – me parece ainda mais difícil.

Quem teve ou tem um relacionamento duradouro sabe que muitas vezes não é tão fácil assim isso de "sentiu vontade de trair, conte ou mude de parceiro". Quem passa por isso, seja como traído ou como traidor, no fundo sabe que ÀS VEZES A TRAIÇÃO É APENAS UMA COISA DE MOMENTO (É TRISTE ADMITIR, MAS É VERDADE), E ISSO É ALGO QUE DEVE SER LEVADO EM CONSIDERAÇÃO NA HORA DE DECIDIR SE DE FATO O RELACIONAMENTO DEVE OU NÃO CHEGAR AO FIM.

É importante pensar o quanto você conhece a pessoa que está com você e tentar relembrar comportamentos dela: Ela demonstrava gostar de você? No geral, ela tinha mais pontos positivos do que negativos? Você já errou com ela, ou só ela que errou com você?

Não estou fazendo apologia a traição, porém, pensar em pontos como esses é algo de extrema importância para decidir se vale mais a pena sofrer com ou sem a pessoa que traiu.

Sua namorada pode sim ter traído por ser a vulgo "vagabunda", porém, ela também pode ter traído por ter sido apenas um momento, por achar que não machucaria.

Ouso a falar que NÃO NECESSARIAMENTE ELA ACHA O AMANTE MELHOR E MAIS COMPLETO DO QUE VOCÊ.

Às vezes ela só queria uma aventura por fora. No entanto, você não é obrigado a aceitar o tal do chifre por conta disso e essa decisão é algo que dependerá muito mais de você do que de qualquer opinião alheia.

Cada cabeça tem a sua sentença, não é isso que dizem? Sendo assim, se consulte bastante e verifique quais coisas você é, e quais coisas definitivamente você não é capaz de aceitar, e até mesmo de compreender. Tem gente que acha que traição não tem perdão. E você, acha o quê?

Tem gente que conseguiria reviver um relacionamento mesmo tendo sido traído. Tem gente que sofreria demais com o tormento de poder ser enganado novamente a qualquer momento.

Tem gente que acredita que todo mundo merece uma segunda chance e tem gente que acredita que há certas falhas que não passam de um desvio de caráter que nunca poderá ser consertado.

Também tem gente que até se envolveria com a pessoa novamente, mas abriria o relacionamento ou começaria do zero, como ficantes para ver no que dá. E, no fim (*ufa!), tem gente que acaba percebendo que nem gostava tanto assim da pessoa a ponto de perdoar, que o orgulho pesaria mais do que qualquer outra coisa, e que mais vale arrumar outra pessoa e dar uma nova chance à vida do que ficar tentando remendar problema antigo.

E você, qual tipo de pessoa você é? Ninguém melhor do que você mesmo para saber até onde você aguenta o tranco.

Não é porque a cultura masculina prega que mulher que trai é vagabunda que você tem que pensar assim, mas também não é porque tem moderninho que perdoa, que você tem que perdoar também.

Agora é um momento reflexivo de você com você mesmo no qual você deve pensar muito mais por que você perdoaria, do que por que ela traiu. A primeira resposta você pode ter, já a segunda não adianta o quanto você pense a respeito, você nunca terá uma resposta 100% confiável para essa pergunta que muitas vezes nem mesmo o próprio traidor conseguiria explicar com total clareza. Melhor, ele até poderia conseguir explicar um detalhe ou outro, mas jamais a totalidade.

Nesse momento, vale pensar que tipo de mulher é e foi a sua e que tipo de homem você é a fim de facilitar a sua decisão final. Aconteceu o que aconteceu e não pense em santinhos ou vilões nessa história.

Mesmo que você fosse o pior cara do mundo, certamente teria mulheres que seriam fiéis a você, e mesmo se você fosse o melhor cara do mundo, certamente haveria outras tantas que trairiam mesmo assim. É como disse no início desse texto: o chifre é a coisa mais democrática do mundo!

Instintos e sentimentos raramente são explicáveis, e traição sempre envolve pelo menos um deles.

Fui traído: e agora? Dicas para ser um corno mais feliz ou, pelo menos, menos triste!

Há quem diga que todo mundo é, já foi, ou será corno e que só não é quem nunca procurou saber a respeito. Você também pode ter tirado a sorte grande de ter ganhado o bilhete premiado, mas ainda assim eu diria que você não se relacionou com o número de pessoas suficiente, ou até mesmo pelo tempo suficiente, para fazer parte do time azarado. De qualquer forma, não é porque o chifre dói que você não pode tirar proveito da situação.

Sei que pedir para ficar feliz após uma traição é clamar por um milagre, porém, você pode ao menos ter uma visão um pouco mais otimista a partir disso. Vamos às dicas.

O chifre ajuda a trabalhar a sua humildade e autocrítica: Há quem diga que é a partir do sofrimento que mais aprendemos e descobrimos coisas interessantes a nosso respeito. Assim, faça uma autocrítica, é claro que traição não tem justificativa para aqueles que pensam que se separar é simples assim, porém, independentemente disso, você pode pensar: "tem algo que eu poderia melhorar e que fez o meu parceiro procurar fora?". A ideia aqui não é fazer você se culpar, mas sim pensar se você pode ser uma pessoa mais interessante depois do chifre. Por exemplo, NÃO ESTOU FALANDO QUE JUSTIFICA, mas tem homens que afirmam que uma mulher que gosta de sexo tem as chances consideravelmente diminuídas de ser traída, bem como há muitas mulheres que dizem que um homem presente na relação, daqueles que não fica o dia inteiro jogando futebol ou games com os amigos tem as chances aumentadas de não levar uma galhada. Podemos facilmente pensar que quem quer aprontar procura defeito até onde não tem, porém, a ideia aqui não é julgar o traidor e sim você mesmo, pois se o chifre você já levou, que ao menos sirva para progresso pessoal!

Se conforme, chifre é uma das coisas mais democráticas do mundo: Ele atinge gente bonita, feia, gorda, magra, alta, baixa e só escapa dele os poucos que ganharam na loteria do amor. Assim, não se culpe achando que você foi corneado porque é feio e chato, ou então, ao contrário disso, não fique pensando que só porque você se acha lindo, gostoso, maravilhoso e superlegal que não dá para entender a traição. Não se ache nem para mais e nem para menos: muitas vezes, a lógica do chifre é simplesmente não ter lógica nenhuma. A propósito...

Pare de procurar entender o motivo de a pessoa ter traído você: Claro que se você for daquele tipo traste, que tratava o parceiro(a) mal, era extremamente ausente ou algo do tipo, você pode imaginar por conta própria o que pode ter acontecido. Porém, se o motivo não é aparente e você acha que foi uma pessoa perfeita até demais e mesmo assim foi traída, aí vai uma má notícia: o ser humano é um bicho tão estranho que da mesma forma que ele pode trair porque você é "imperfeito" demais, ele pode trair porque você é "perfeito" demais! De certo é culpa dessa mania que muita gente tem de não valorizar o que tem e achar que o muito sempre é pouco e que o pouco continua pouco! Vai entender, né? Não estou falando que muitas vezes a lógica é justamente não ter lógica?! Enfim, se cada um tem o seu motivo e se você não descobriu até agora, ou você pergunta diretamente para a pessoa que traiu ou para de querer bancar a mãe Diná: TEM COISA QUE VOCÊ VAI MORRER SEM ENTENDER, SE CONFORME E BOLA PARA FRENTE. Sem contar que se já terminou tudo mesmo, vai ficar cutucando ferida de morto para quê?

É por essas e outras que muitas vezes é melhor nem tentar ficar procurando entender muito o que se passa na cabeça do "traidor", mas sim o que você acha que dá para melhorar em você mesmo, independente do motivo do chifre.

Não se faça de coitado(a) e nem demonize o traidor: Ficar pensando que você é um "bosta" que não consegue nem satisfazer o seu parceiro ou que o traidor é um mal caráter que apareceu para ferrar a sua vida não trará nada de bom. É claro que às vezes você está em falta consigo mesmo, bem como a outra pessoa de fato é um traste. Porém, se assim for, ENCARE A SITUAÇÃO COM CORAGEM, TENHA UMA POSIÇÃO ATIVA E LUTE PARA SAIR DESSA. Você acha que você vacilou e por isso levou? Tente melhorar e não repetir na próxima. Se por outro lado você achar que o outro é o vacilão da situação, ficar xingando ele de "feio, bobo e chato" não vai fazer você ficar melhor e nem vai aliviar o peso do chifre. Se o caso não está em suas mãos, deixe que a vida ensine essa pessoa. O que não dá é você ficar perdendo tempo tentando ensinar latim para quem não quer aprender e muitas vezes nem se sente uma "má pessoa" como você pinta. Tem coisas que não adianta explicar ou dar lição de moral, tem que deixar com a mãe vida, essa sim é severa e acalma quando achar necessário.

A fila anda: Como conversamos, você não acha que ficar chorando, xingando ou querendo se matar vai fazer a sua testa ficar lisa de volta, né? Isso só vai desgastar e fazer você se sentir pior ainda, e mais do que isso, vai fazer você ficar estagnado no tempo, bem como perder novas e maravilhosas oportunidades. Se o copo de vidro já se quebrou, pare de ficar tentando recolar o que já está mais quebrado do que mão de lutador (nossa, essa comparação foi podre, mas vou deixá-la aqui para você ter motivos para rir um pouco!). Coloque o corpo para fora da sua casa e vá caçar: não necessariamente novos amores, isso você só faz se se sentir preparado para uma nova conquista, MAS SIM NOVAS OPORTUNIDADES, novos amigos e novos projetos! Ânimo e vida nova. Todo mundo merece isso!

Por fim, pare de achar que todo mundo é igual: Dizer que ninguém vale nada é o mesmo que dizer que você também não presta. Ou por algum acaso você tem a pretensão de achar que é a melhor alma do universo, ou mais do que isso, que é um ET vindo de Marte em amostragem única? TUDO BEM QUE O MUNDO ESTÁ "PERDIDO", PORÉM, AINDA ASSIM EXISTEM PESSOAS DO BEM E VOCÊ TEM QUE SE PERMITIR ENCONTRÁ-LAS. Não adianta ficar dando bola para piranhas, malandros e demais pessoas que no fundo você sabe que só farão você sofrer, para depois reclamar que foi traído, né? É claro que você também pode levar chifre de uma pessoa "do bem" que você nunca imaginaria que trairia, porém, se existe a matemática, bora acreditar nas probabilidades e da próxima vez tente não ser tão mulher de malandro, nem tão CSP (Capitão Salva Puta, aprendi essa no blog) a fim de diminuir as chances de se decepcionar.

Quando contar ou não sobre uma traição?

Quem acompanha o meu trabalho sabe que eu não sou e nunca serei a favor da traição, porém, temos que ser realistas em afirmar que ela tem sido cada vez mais rotineira. Sendo assim, quando contar (ou não) que você pulou a cerca para dançar na grama do vizinho?

Antes de começar o texto de fato, gostaria de listar alguns motivos para NÃO trair e que servirão de motivação para as pessoas que nunca traíram continuem assim, para as que estão pensando em trair mudem de ideia e para as que já fizeram a caca não cometam o erro novamente. Aqui vai a lista:

NÃO VALE O PESO NA CONSCIÊNCIA QUE VOCÊ SENTIRÁ DEPOIS. Isso para os que têm consciência, claro!

– Você tendo ou não consciência, SE FOR DESCOBERTO SENTIRÁ UMA VERGONHA GIGANTESCA. Ou será que quem é pego no flagra não se sente no mínimo constrangido e ridículo por fazer coisa errada achando que ninguém descobriria?

– A propósito, você pode até não acreditar, mas, ao ser descoberta, a grande maioria dos traidores sofre um monte, muitas vezes até mais do que quem foi traído. Isso acontece PORQUE A VERGONHA E A DOR DA PERDA COSTUMAM PESAR MAIS EM QUEM ESTÁ DEVENDO DO QUE EM QUEM NÃO DEVE NADA e ficou de santo da história (ou seja, o traído). É claro que ambos sofrem, mas o devedor costuma sofrer por mais tempo por ter na cabeça que ele simplesmente poderia ter agido diferente e que se ele nunca tivesse feito a besteira, não estaria passando por maus bocados que não valeram o corpinho nu do(a) amante. Ou

Obs.: Infelizmente, a grande maioria das pessoas só se arrepende depois de serem pegas com a mão na massa. Evite um constrangimento desnecessário e não seja mais uma delas!

então ele sofre nem que seja para pensar "Merda, sou um burro! Não sei nem esconder direito e agora fui pego!". De qualquer jeito ele sofre, se não for por você, é por ele mesmo.

– Se você tem a sua convicção e moralidade pessoal que diz que o respeito e a fidelidade têm que vir acima de tudo, está aí mais um motivo para você ficar quieto no seu buraco e não ir olhar o jardim alheio. Boa moral e bons costumes não servem só para ficar esfregando na cara dos outros, servem para você usar também. Para usar inclusive quando não tem ninguém olhando.

– Tesão e vontade podem acontecer, mas você sabe: um tesão de momento definitivamente não vale um relacionamento para a vida inteira, tampouco justifica a quebra de um "contrato monogâmico". Se o contrato não é monogâmico, esse texto não é para você pelo simples fato de que aí já não é traição, mas sim acordo comum.

Por fim...

A partir do momento em que decidiu ter uma vida a dois, você soube que teria coisas a ganhar e a perder com isso. Ou seja, soube que não são só os seus desejos e vontades que importariam, mas também o bem-estar comum do casal que você passou a ter que zelar, não por obrigação, mas por respeito e por esperar que o outro faça o mesmo por você. Afinal de contas, combinado não sai caro.

E aí que você não se aguentou ou não pensou direito e resolveu enfeitar a cabeça do seu parceiro com dois galhinhos...

Listados os motivos para NÃO trair, sabemos que nem todo mundo tem autocontrole, maturidade, caráter, ou até mesmo bom senso o suficiente para não cair na tentação.

Ainda que seja bonito pregar pela fidelidade até o talo, coisa que por sinal eu sou adepta, não vivemos em um mundo cor-de-rosa em que todo mundo age conforme os bons costumes e a teoria sugerem.

Vou contar uma história baseada em fatos reais sobre a traição de um homem, mas que a moral serve para todo mundo:

Quando ainda nem morava em Curitiba, uma vez uma amiga chegou assustada para me contar que o seu irmão, que também era seu grande amigo e até então era uma pessoa fiel e de valores inquestionáveis, tinha traído a esposa depois de alguns anos de casamento. De acordo com essa amiga, ele tinha conhecido uma mulher, não se aguentou e transou com ela. Enquanto narrava os fatos, ele teria dito o que grande parte dos homens costuma dizer quando trai: "Foi só sexo, carne, não tivemos nenhum tipo de envolvimento emocional!".

*Depois que a m**** estava feita, ele disse que se arrependeu, de verdade mesmo.*

Contar ou não sobre uma traição envolve muito mais do que discursos que pregam que o traidor tem que assumir o próprio erro e contar tudo: envolve todo o contexto de um relacionamento sério.

O arrependimento teve direito a buraco negro no coração, questionamentos sobre sua própria índole ("Como eu pude ter sido tão frio e burro?), peso extremo na consciência e muita lamentação pela merda que fez. "Por que eu fiz isso?", "Eu não deveria ter feito isso com a minha esposa se eu a amo!". Detalhe, na época eles tinham acabado de ter um filhinho, a coisa mais linda do mundo. Apesar de ter sido um traidor, ele entrou em uma crise tão intensa que resolveu ir até a esposa contar o que tinha feito. Não, ela não precisou descobrir. Ele foi até ela com os próprios pés, e contou a verdade com a própria boca. [...] Ela não perdoou, não quis maiores explicações e eles estão separados até hoje.

Fim de história e muitos vão pensar: "Quem trai deve no mínimo contar da merda que fez. Sendo assim, ele não fez mais do que a obrigação!", "Agora esse traíra ficou de coitadinho só porque se arrependeu, isso se trata de uma inversão de valores!". Não é nada disso, minha gente...

Nessa mesma época, eu e essa minha amiga, que pelo o que eu saiba também não é a favor da traição, conversamos sobre alguns tópicos interessantes:

Ela: Ele a amava muito, estava muito arrependido e disposto a nunca mais cometer o mesmo erro. Só que ela não perdoou.

Eu: Pois é, ele errou e eu no lugar dela também acho que não perdoaria uma traição. Já pensou ficar com isso na cabeça para sempre com medo de ele repetir tudo de novo? Isso seria um inferno!

Conversamos um pouco mais do que isso e chegamos a algumas conclusões: tal como a mulher do homem em questão, provavelmente NÓS TAMBÉM NÃO O PERDOARÍAMOS, até porque, se somos fiéis, nada mais justo do que cobrar o mesmo. Porém, também pensamos: se ele REALMENTE se arrependeu, se ele REALMENTE está disposto a nunca mais cometer o mesmo erro, nunca mais trair, e se mais do que isso, se ele SENTIU NA PELE QUE TRAIR NÃO VALE A PENA e não vale o tesão, por que é que ele contou?

A resposta parece evidente: da parte dele foi por acreditar que era o certo a se fazer e também pelo excesso de culpa, claro. Porém, da nossa parte chegamos à conclusão de que, nesse caso, se ele não contasse, provavelmente estaria todo mundo feliz até hoje: papai, mamãe e filhinho. E o papai juraria nunca mais fazer isso com a mamãe. Só que a promessa seria em "*off*" para ele mesmo. Seria isso tapar o sol com a peneira?

Acredito que a maior parte das pessoas não perdoa uma traição porque não sabe se o outro realmente não repetiria mais o erro. Nessas horas, elas se SENTEM INSEGURAS E DUVIDAM ATÉ MESMO DO AMOR QUE O OUTRO DIZIA SENTIR POR ELAS, até porque, temos estabelecido quase que culturalmente que "quem ama não trai". Porém, se ele tinha no coração dele que o amor e o arrependimento eram DE VERDADE, será que se ele não contasse ele seria um crápula mentiroso? Um frio? Um dissimulado que trai e ainda consegue voltar a dormir na mesma cama que ela sem abrir a boca?

Teoricamente eu poderia julgá-lo mal por isso porque eu nunca traí, mas não consigo fazer isso sabe por quê? Por que eu sou boazinha e candidata à santidade de 2014? Não, até porque nenhum de nós é 100% bonzinho. Porém, TENTO SER REALISTA O BASTANTE A PONTO DE SABER QUE INFELIZMENTE O OUTRO NEM SEMPRE TRABALHA NA MESMA LÓGICA QUE A GENTE E QUE NEM TODO MUNDO QUE ERRA DEIXA DE MERECER UMA SEGUNDA CHANCE POR ISSO.

Eu diria que o burro erra duas vezes, mas se você erra só uma, pode ser aprendizado. É claro que o certo é nunca errar, porém, quem nunca errou? Julgamos os outros como se o nosso telhado não fosse de vidro, mas é.

SER TRAÍDO É E SEMPRE SERÁ HORRÍVEL porque dói, porque faz você se sentir um lixo, porque perde a confiança, porque faz você ficar neurótico e se sentindo pouco amado.

Por essas e por outras razões que já citei no início desse texto, no final das contas, NUNCA VALE A PENA TRAIR. Porém, para quem já fez, SE ARREPENDEU DE VERDADE, E PRETENDE DE CORAÇÃO NUNCA MAIS REPETIR O MESMO ERRO, fica a eterna dúvida: será que vale a pena contar para um parceiro que, com toda razão, depois de saber o que você fez não teria mais motivos para acreditar em você?

Teria valor uma promessa secreta feita de coração do traidor para ele mesmo e que diz que isso nunca mais se repetirá? Afinal de contas, o que vale mais: o sincero que nem sempre muda de fato e apenas conta o que fez ou o omisso que se pune e muda de fato?

É certo que o melhor seria o sincero que já é naturalmente mudado para o bem, mas os seres perfeitos nessa área definitivamente não são temas neste texto e por isso não entram em comparação.

Ainda que a sinceridade seja tida como uma das atitudes mais nobres do ser humano, querendo ou não o amor e a vontade de ser feliz ainda estão acima dela.

Este texto não é uma apologia a traição, muito pelo contrário, é tão somente um chamado para a reflexão: até que ponto a verdade é melhor não só para você mesmo, mas também para a pessoa que você ama? Você seria capaz de responder isso sem nenhuma falsa moral e hipocrisia social que pregam teorias que nem sempre são aplicáveis ao seu caso na prática?

Quero perdoar, mas não consigo!

Perdoar ou não perdoar uma traição? Você foi traído e claro que não esperava, afinal de contas, quem espera uma traição? Se a gente esperasse, nem assumiríamos um compromisso, certo?

A bomba chegou tão de surpresa que você se vê em uma cilada: "essa pessoa me enganou, me traiu e acredito que as relações são como copos de cristais: quebrou, não tem mais volta!".

Porém, ao mesmo tempo você pensa: "Poxa, mas apesar de ter sido enganado, eu amo tanto essa pessoa que pensar em viver sem ela me soa como algo inacreditavelmente ruim" e o sentimento é tão grande que você até pensa na hipótese de perdoar. E agora: "perdoo ou não perdoo"? E sem essa de "uni duni tê" para decidir, porque o assunto é sério.

Com isso chega a primeira questão que você deve se fazer e que ajudará na sua decisão final: "O que me doeria menos, conviver com uma pessoa que me traiu, ou ficar sem ela?".

Mas cuidado com essa resposta, porque muitas vezes tendemos a pensar que a primeira opção é a melhor, enquanto na verdade a gente só está carente e sem nenhum novo amor em vista, o que muitas vezes nos dá a falsa impressão de que "o traidor é tudo que temos".

Sem contar que a traição tem como um dos efeitos colaterais abaixar a nossa autoestima ao fazer nos sentir pouco amados, ao mesmo tempo em que nos faz sentir ódio. E é bem nesse turbilhão de emoções que você deve tomar cuidado redobrado para não cometer nenhuma atitude mal pensada. Você não quer se arrepender mais tarde pelas suas escolhas de hoje, certo?

"Essa pessoa não me ama, por isso me traiu!", "não me deseja, por isso me traiu!", "eu sou a pessoa mais antissexy do mundo e é por isso que eu fui traído(a)!" e nisso quando você menos espera, está se sentindo ainda pior do que o traidor, como se os papéis se invertessem e fosse tudo culpa sua. Como se o outro quem tivesse cagado e quem chora pela m**** é você!

Não caia na bobeira de querer perdoar às custas de se culpar por isso. Se você quer perdoar, ok, mas não pense que tudo aconteceu por culpa sua.

É claro que certamente você cometeu vários erros e gafes durante a relação, porém, se isso fosse justificativa para trair, ouso a dizer que todo mundo seria corno, pois se for para procurar defeitos na relação para trair, preparemos nossas cabeças porque todos nós levaremos muitos chifres ao longo da vida! Com isso quero dizer que, se o ser humano é imperfeito, a imperfeição nunca pode ser usada como pretexto para trair, entende? Ela pode sim ser usada como motivo de separação: "olha, os seus defeitos são pesados demais para as minhas costas, vou procurar uma pessoa com defeitos que eu julgo mais leves", mas de traição não.

Por via das dúvidas, antes de tomar qualquer decisão em relação a perdoar ou não uma traição, se afaste um pouco do traidor, inclusive fisicamente. Essa atitude ajudará a esfriar a cabeça e consequentemente pensar com mais cautela.

Saia em sua própria companhia, conheça melhor o mundo e as pessoas que ele tem a oferecer. Mas atenção, aproveite da melhor forma possível esse tempo distante: nada de ficar saindo para tomar sorvete e lembrar o quanto seu ex-amor adorava a bola de chocolate ou indo aos restaurantes para ficar pedindo o prato favorito de vocês.

Saia para pensar na sua vida e sobre o que você espera do seu futuro, não para viver no conto do chororô. Se mesmo depois de ter dado tempo ao tempo, ter tentado se abrir ao máximo possível para o novo e viver novas sensações, você ainda acreditar que a pessoa que enganou é de fato o seu grande amor, você já pode rabiscar na sua agenda o primeiro pontinho que marca que talvez ela mereça uma segunda chance.

Lembre-se de que tanto você quanto o traidor sempre tiveram a liberdade de terminar. Logo, se alguém traiu mesmo tendo essa liberdade em caso de insatisfação, certamente você não precisa carregar essa culpa nos ombros.

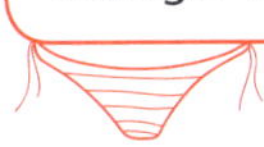

Mas calma, são vários pontinhos e não vá correr para ligar para essa pessoa só porque você chorou um dia ou outro. Cuidado com a ansiedade! Agora é hora de pensamento frio, porque se trata de uma decisão capaz de mudar completamente a sua vida. E é claro que você não quer que ela mude para pior.

O próximo ponto que você tem que pensar é no tipo de pessoa que você é. Tem gente neurótica, possessiva, e até mesmo vingativa demais para perdoar uma traição e continuar convivendo numa boa. Se você se julga uma pessoa assim, cuidado. Você pode até perdoar, mas se você continuar se relacionando com a pessoa "traidora" mesmo com tanta mágoa dela, você acabará matando os dois, e consequentemente o resto do respeito e do sentimento mútuo entre vocês. E nem precisa dizer que muito provavelmente isso sairá ainda mais sofrido do que simplesmente ter desmanchado o relacionamento e cada um ter seguido a própria vida.

Em caso de você pensar que você sempre irá querer devolver o chifre, que não conseguirá ficar sem jogar na cara o que a pessoa fez, ou que irá até mesmo "prendê-la em casa" por medo dela repetir a segunda dose e até mesmo como punição pelo o que ela fez, esses são alguns pontos para você pensar se vale a pena perdoar em troca de segurar esse imenso fardo.

Mais vale chorar um mês ou dois pela dor da perda e do chifre do que chorar pelo resto da vida, ao olhar eternamente para a cara da pessoa que magoou você e se lembrar de tudo de ruim que aconteceu. Tudo vai depender da sua capacidade de abstrair as tormentas da vida.

Eu, pessoalmente, acredito que perdoar sempre faz bem, eu sou daquelas que têm a crendice (ou seria ciência) de acreditar que mágoa e rancor demais só servem para virar câncer!

E esse perdoar independe de você querer continuar com a pessoa ou não. Tem gente que perdoa e continua vivendo junto, tem gente que perdoa e vai viver a própria vida. Não importa, o que importa é que perdoar eleva a sua alma para sentimentos melhores, o que nem precisa dizer que só melhorará a sua vida.

Ouso dizer que o perdão é para os fortes, para aqueles que se amam tanto a ponto de não se permitirem viver com o fardo do rancor e da mágoa, e que entendem que viver com essa negatividade seria como se atropelar e esperar que o outro morra. Perdoar é um sentimento nobre, já PERDOAR E CONTINUAR JUNTO É UMA QUESTÃO DE ESCOLHA.

Se você não consegue sentir o perdão, tampouco conviver sem trocar ofensas com o traidor, você vai querer voltar para quê? Não adianta engolir – que é bem diferente de perdoar – e colocar a outra pessoa em um inferno, e pior do que isso, colocar você mesmo em um inferno.

Quando a gente perdoa, a gente perdoa, compreende? Saiba que, independentemente da sua decisão final, você nunca poderá amarrar e controlar alguém só porque você ficou com trauma e medo.

Não importa como você se sente: todo mundo é e sempre será livre e só restará a você usar o livre-arbítrio de voltar ou não a conviver com essa pessoa. Sei que libertar alguém que nunca lhe fez mal é sempre mais fácil do que soltar alguém que já foi roer osso na rua, porém, você concorda que prender o outro será a sua prisão? Se todos merecemos ser livres, cabe a você ter e manter sua decisão baseada no quanto você consegue aguentar.

Sempre haverá a chance de, mesmo livre, essa pessoa nunca mais trair, bem como sempre haverá a chance de ela trair novamente. Se o futuro é algo fora de controle, ter uma síncope mental não garantirá nem uma coisa, nem outra. Se não dá para prever o futuro, é melhor chegar até ele com a cabeça tranquila e aproveitando a vida. Concorda comigo?

"Mas essa pessoa me traiu, me enganou, eu tenho o direito de reclamar porque eu fui fiel e ela não!". Você não tem o direito de reclamar disso, ou melhor, você até tem, mas é recomendado que você só faça isso no dia da lavação de roupa suja, para que um entenda perfeitamente o que o outro tem a dizer.

De resto é pura repetição e chatice, ainda mais quando você sempre tem como segunda opção largar mão dessa relação e partir para outra.

Suas acusações podem ser sinceras, eu sei, mas cuidado para não provocar ainda mais feridas nessa história.

Mas como lidar com o traidor sem que ele pense que eu sou uma besta que perdoa tudo? Se há uma chance do traidor não repetir mais a mesma besteira, primeiro de tudo você deve tentar saber se ele tem o ingrediente básico para se esforçar por essa relação já estremecida: muito amor por você.

Tente pensar em relação ao sentimento dele por você da forma mais fria e sensata possível e, ainda que doa, se você concluir que ele não ama tanto assim e que na melhor das hipóteses apenas "gosta" de você, desista. Pedir para que uma pessoa dessas não cometa mais o mesmo deslize é como pedir para ganhar na loteria da vida: acontece, mas é raro.

O amor é o incentivo, se ela não tem isso e ainda por cima tem o "DNA do traidor", ela vai se esforçar por quê? Esperar isso dela seria como esperar que você se esforce para escrever um livro que você nem faz muita questão de escrever.

"Mas é claro que essa pessoa não me ama o bastante, quem ama não trai!". Bem, essa costuma ser uma lenda entre as mulheres, enquanto o homem que é traído chama a mulher de vagabunda mesmo! Porém, se você colocar um homem conversando com outro homem, no famoso "papo cueca", verá que para eles traição não tem nada a ver com falta de amor, mas sim com algo inerente ao sexo masculino que acredita que sexo é sexo, amor é amor.

É claro que um homem pensar que outro homem trair é normal não quer dizer que a gente tenha que pensar que isso é normal, porque de fato não é. Na verdade, sabemos – e no fundo até eles mesmos sabem – que eles só continuam com esse pensamento ultrapassado porque é cômodo para eles pensarem assim. Eles dizem: "Ah, mas somos animais e temos mais hormônios do que as fêmeas". Sim, mas vocês também são racionais, certo?! Enfim, ainda que pareça – e de fato seja – apenas uma afirmação masculina de conveniência, é isso o que eles pensam e que talvez sirva como mais um dado que ajudará na sua decisão final.

Papo vai, papo vem, e se tem certeza de que a pessoa que vacilou ama você, isso já melhora bastante a situação. Quem tem esse sentimento costuma estar mais disposto a sacrifícios, bem como a entender o que o outro passa a fim de tentar salvar a relação.

E é bem aí que entra a segunda dica: tente fazer com que a pessoa que traiu entenda o que aconteceu dentro de você. Ou seja, é necessário que ela entenda o que você passou, o quanto você sofreu, se sentiu enganado e até mesmo ridicularizado com toda a situação.

A partir do que você conhece sobre ela e sobre o que "a afeta", você pode criar estratégias para que essa pessoa se coloque no seu lugar. Assim, você pode, por exemplo, perguntar se ela gostaria de um belo dia sair nas ruas livremente e quando chegar em casa saber que você estava grudando os beiços, ou na cama com outra pessoa, ou se ela gostaria que algum amigo dela soubesse que a pessoa com quem ela se casou é "a maior bandida safada" que adora botar uns chifres.

As pessoas mudam quando entendem a situação, não quando são forçadas. E as pessoas amam a partir da admiração, não da pena. Ou seja, elas mudam quando veem sentido em mudar, não porque foram impostas a isso. E o amor? Ah, o amor a gente não explica e você só pode contar com a sorte em vivê-lo. Se a pessoa que cometeu esse deslize amar você de verdade e tiver um pingo de altruísmo em saber se colocar no seu lugar, esse será um ponto a mais para fazê-la entender. Agora, se ela não ama o bastante, ou é egoísta demais para entender o que você passou, aí fim de rota. Parta para outra e seja feliz.

> **Atenção:** faça o exercício de colocar o outro no seu lugar da forma mais madura e coerente possível, sem parecer vítima. Ninguém ama um coitadinho, então muito cuidado com isso. Colocar o outro no seu lugar servirá apenas com um fim "didático", jamais para fazer novelão.

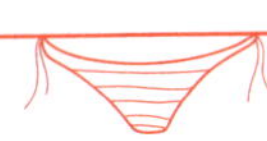

FETICHES

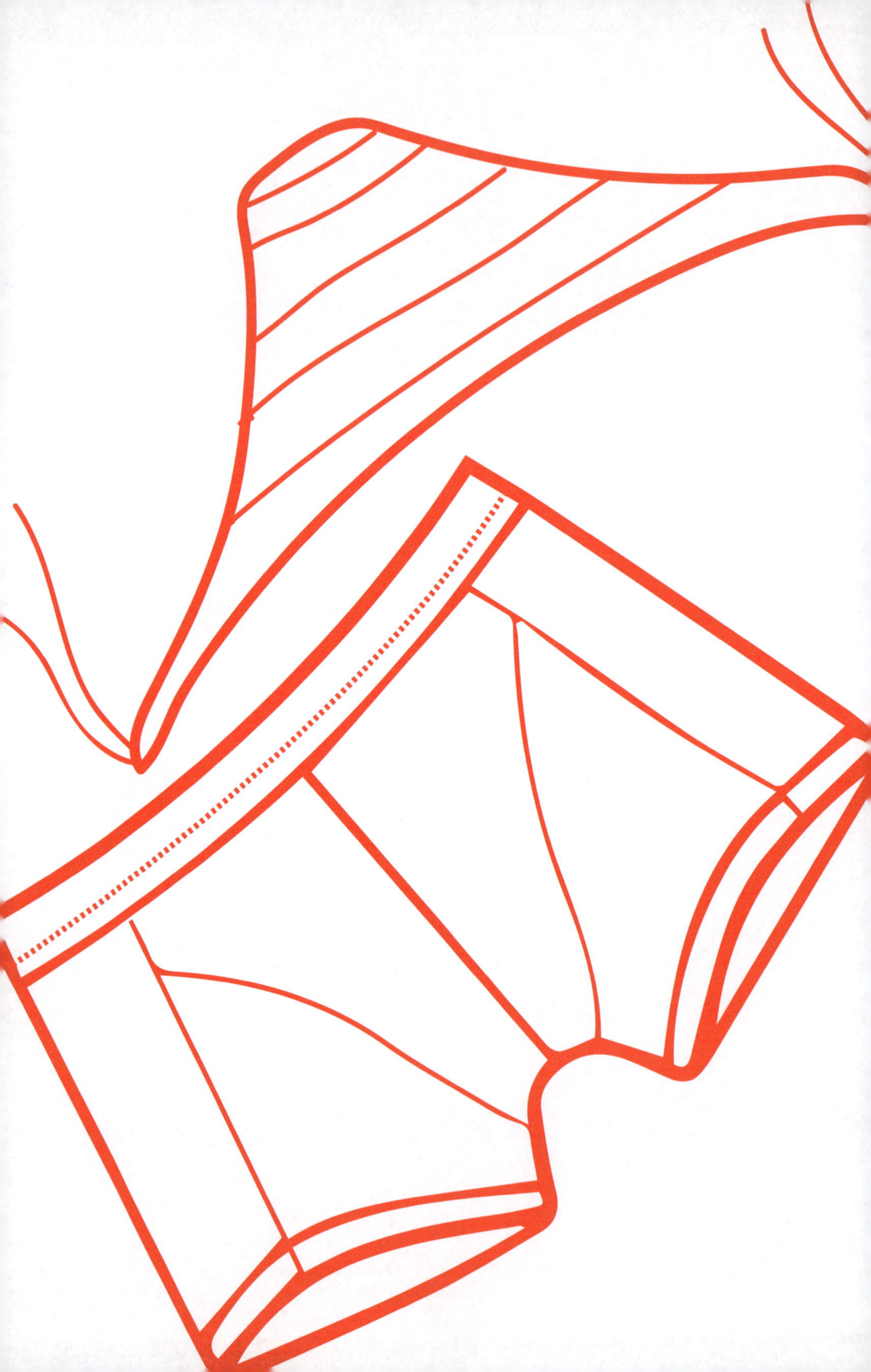

Quem nunca teve nenhum fetiche que atire a primeira pedra! Esta seção foi feita para todo mundo: fetichistas, curiosos e demais pessoas que se darão conta de que o mundo abriga muito mais ideias e possibilidades do que a cabeça delas é capaz de pensar.

Prepare-se para um tema que se não mexer com a sua periquita ou o seu peru, com certeza mexerá com a sua mente, nem que seja para tentar entender "o que se passa na cabeça do maluco". Pegue o seu chá com biscoitos e sente-se confortavelmente que eu já vou começar polemizando. Mente aberta e boa leitura!

O homem que gosta de usar calcinhas femininas, que gosta de dar o fiofó e similares. Ele é gay por isso?

Você pode não acreditar, mas homem que gosta de dar o fiofózinho e usar calcinhas é algo mais comum do que você imagina!

Na verdade, o seu marido pode ser assim e você nem imagina. "Mas por que ele não me contaria sobre esse desejo?" Simples, ele tem medo de ser tachado de gay, de ser discriminado, de sofrer preconceito e até mesmo de perder a mulher que pode pensar que tem um poodle, não um rottweiler em casa!

Mas pode se acalmar, porque gostar de usar calcinhas e até mesmo de dar o rabinho para a mulher definitivamente NÃO significa que o amado é gay, nem mesmo bi. Sim, ele pode ser hétero e mais macho do que muito macho que você conhece!

Vamos parar para pensar: o que faz um homem ser gay? A atração pelo mesmo sexo! E o que faz um homem ser bi? A atração por ambos os sexos!

Se o seu marido, namorado, peguete ou o que quer que seja só tem olhos para mulheres e pega você de um jeito que definitivamente gay nenhum pegaria, pronto, ele é hétero!

"Mas ele é hétero mesmo usando calcinhas e querendo dar o c*?", "No meu mundo isso se chama gay enrustido!". É claro que sempre há a chance do seu macho ser biba, porém, não necessariamente isso ocorre porque ele gosta de práticas que culturalmente são conhecidas como coisas de mulheres ou de gays.

Volto a dizer: ser hétero é ter atração pelo sexo oposto e se ele usa calcinha, pratica inversão ou faz o que mais ele quiser e não tem vontade nenhuma de fazer isso com outro homem, mas sim com uma mulher, então ele não é gay! Sei que a princípio parece difícil entender, mas é isso!

Como estamos carecas de saber, seguimos muitos conceitos sociais e por mais que a gente diga que o mundo é de todos e que não existe preconceito, tampouco rótulos, nós rotulamos tudo desde que viemos ao mundo.

O seu filho vai nascer com peruzinho? Compre roupinhas azuis para ele e uma bola para ele poder brincar! A criança vai ser menina? Então a roupinha deve ser rosa e o quarto todo decoradinho com bonecas e coisas fofas e não se esqueça de comprar bastante lacinho e frufru para enfeitar tudo! Homem tem que ser cabra macho, gostar de coisas de macho, e coisa de macho nessa sociedade definitivamente não envolve usar calcinha e dar o traseiro. Essa última parte ainda não foi engolida pelo "grupo muito macho, sim, senhor".

Agora que você já sabe a teoria, você tem duas opções: ou entra para o grupinho do "eu penso como todo mundo pensa", ou você vai para o grupinho do "eu penso como eu penso e tento entender os outros a partir da realidade deles".

Não, eu não quero que você "aceite" de hoje para amanhã coisas que internamente você ainda não engoliu. Sei que falar para parar de ter preconceito é fácil, parar de ter de fato que é difícil. Se o preconceito mora dentro da gente, não adianta ficar fazendo demagogia ao dizer que cada um tem o direito de ser o que é se na prática você não vive a sua teoria. Você precisa entender a lógica da história, ou seja, o fetiche do seu parceiro tem que fazer sentido para você.

Você já reparou que mulher que gosta de usar cuecas do parceiro é tachada de sexy, segura de si e até mesmo como pessoa que priva pelo conforto? Então por que diabos um homem que usa calcinha tem que necessariamente ser gay?

Você já reparou que mulher que tem prazer anal continua sendo mulher (hétero)? Então por que o homem que tem o mesmo prazer necessariamente tem que ser gay?

Vamos ser sinceros e didáticos: o cu é o mesmo para todos nós, e se nele há terminações nervosas que causam prazer em ambos os sexos, elas continuarão causando prazer independente da orientação sexual dessa pessoa.

Ela pode ser gay, hétero, bi: o fundilho é o mesmo e as terminações nervosas também, logo, enfiar algo lá e gostar ou não, acaba estando muito mais ligado a gosto pessoal e até mesmo a sensibilidade física e psicológica de cada pessoa do que à orientação sexual propriamente dita.

Sem contar a famosa próstata masculina, que os homens que gostam de fazer massagem nessa área não me deixam mentir: ela é capaz de deixar o cabra mais macho de todos louquinho de prazer!

Assim, não tenha medo de realizar essa fantasia e o seu parceiro "sair do armário". Se ele tiver o que chamam de "tendência gay", ela já existe independente de uma calcinha ou uma queimada de rosca. Chame isso de gosto pessoal: tem homem que gosta de comer pão de queijo da forma comum, e tem homem que gosta de um recheio junto. Quanto à calcinha, deixe o coitado brincar! Na pior das hipóteses você vai achar um tanto quanto engraçado aquele homão da bunda peluda com algo que às vezes mal cabe nele.

No fim, a sua preocupação maior não deve ser com a orientação sexual do seu parceiro, mas sim com o seu gosto e limite pessoal em saber se você está ou não preparada para esse fetiche.

Tem mulher que simplesmente não gosta, não acha esteticamente bonito, não causa excitação e isso não tem nada a ver com preconceito, mas sim com gosto pessoal. Cada um tem o direito de ter as suas preferências e quando um não quer, dois não se beijam. Respeito é bom quando vem dos dois lados.

Obs.: Se o seu homem não tem esse fetiche, nem você, aí você pode dizer "ufa!" e não terá nem o que pensar.

Como saber se vale a pena realizar os seus fetiches?

SERÁ QUE SEMPRE VALE A PENA REALIZAR UM FETICHE? SERÁ QUE ELE É REALMENTE CAPAZ DE MELHORAR UM RELACIONAMENTO? E mais do que isso: SERÁ QUE VOCÊ TEM O PERFIL ADEQUADO PARA A OCUPAÇÃO DO CARGO?

Escrevi este capítulo para que possamos pensar juntos sobre esse tema tão interessante aos olhos de muita gente que muitas vezes o vê como um tabu, e em outras tantas o vê como um milagre capaz de salvar um relacionamento.

Otimistas de plantão já podem ir abaixando as asinhas: vou avisando que em meus pensamentos abordarei mais pontos negativos do que positivos, e farei isso de maneira proposital com o intuito de que paremos de pensar no fetiche apenas como um milagre sexual que tira os casais da rotina, e que comecemos a considerar a possibilidade dele nem sempre funcionar da maneira que idealizamos...

Com esse mundo modernoso no qual o excesso de liberdade tem falado cada vez mais alto, e que a liberdade sexual está ficando cada vez mais em pauta, não raramente me deparo com casais que se perguntam sobre a questão do fetiche: vale a pena realizá-lo?

Alguns querem realizar por si, outros querem pelo outro, e alguns poucos casais tem a vontade praticamente na mesma sintonia. Mas e aí? Qual é a desse fetiche? Faço ou não faço?

Não escrevo este texto para desencorajar os fetichistas, até porque sei que muitos vivem muito bem, obrigada, MAS SIM PARA

Pergunta possível de um leitor: "E se a gente for um casal que pratica essa fantasia há anos e estivermos cada vez mais felizes com a nossa escolha?".

Então vocês não precisam ler este texto cujo o único intuito é ajudar aqueles que ainda estão indecisos a tomarem uma decisão!

FAZER PENSAR NESSA PRÁTICA A PARTIR DE UMA NOVA POSSIBILIDADE, QUE PODE SER – OU NÃO – MARAVILHOSA.

Acredito que algumas pessoas têm confundido o excesso de liberdade com excesso de imaturidade, e ficam tão felizes com "enfim poderem amar livremente" – porque se a sociedade moderna apoia a liberdade sexual, agora (quase) todo mundo apoia –, que se esquecem que o que vale para os outros nem sempre vale para elas e que A LIBERDADE PODE ACABAR VIRANDO A PRISÃO DE SI MESMO.

Atire a primeira pedra quem nunca, nunca, mas nunquinha mesmo teve um fetiche na vida. Tudo bem que não precisa ser dos mais ousados, como se imaginar transando com quatro homens ao mesmo tempo, ou transando com a filha do seu melhor amigo... Opaa... Só se ela tiver mais de 18 anos, ok? hehe.

Quem é que nunca teve um fetichezinho básico, nem que seja algo leve como seduzir e transar com o amigo da sua melhor amiga que você é a fim há anos? Sim, porque fetiche não é só fazer orgia, ou transar perigosamente em cima da linha do trem, ele pode ser algo que mesmo sendo básico, parece distante, relativamente difícil, e não sai da sua cabeça.

Tem também aqueles fetiches mais ousados em que a pessoa se mija toda só de pensar – entendeu a maldade?! Mas tudo bem, no fim não é isso que importa, são apenas fetiches e o que passa a importar no final das contas não são eles em si, MAS SIM SE VALEM A PENA E SE VOCÊ TEM O PERFIL ADEQUADO PARA ELE(S).

Será que o fetiche é realmente necessário na sua – opsss, na vida – de vocês? Seria algo para apimentar, ou apenas para cobrir um vazio espiritual que você ingenuamente acha que a prática sexual ajudaria? Tipo aquelas pessoas que sempre que estão tristes vão comprar qualquer outra coisa física na tentativa de cobrir uma falha espiritual que nunca acabará, pelo menos não assim. Não estou pregando práticas religiosas aqui, apenas

Não, não estou falando que essa prática é algo ruim, mas sim que apesar de parecer um simples desejo, é capaz de desembocar em um buraco muito mais fundo do que parece.

perguntando ATÉ ONDE O SEU ESPÍRITO AGUENTA, E SE VOCÊ NÃO ESTÁ TENTANDO ALIMENTÁ-LO COM A COMIDA ERRADA.

Com isso quero dizer que o fetiche pode ser sim maravilhoso, e que sair da rotina é capaz de trazer grandes alegrias, PORÉM, isso só acontece se você estiver MUITO BEM RESOLVIDO CONSIGO MESMO e quiser um pouco mais de diversão, sem a pretensão de se sentir mais completo por isso, porque COMPLETUDE VEM DE DENTRO. Ok, fui brega, mas é isso.

Será que o desejo também é seu, ou é apenas do seu parceiro? Quando ele propõe algo assim você se sente mais apreensiva e na obrigação do que de fato empolgada com a possibilidade? Se sente como se estivesse devendo algo para ele? Ou já pensou até mesmo "em fazer logo para ver se ele não para de encher o saco, porque um dia você prometeu sem querer que faria e ele cobra isso até hoje?".

Não estou desmerecendo a vontade do outro, até porque sabemos que vida a dois requer algumas aberturas de mão, mas será que se você tem algumas ou todas as minhas perguntas você não pode sair dessa pior do que entrou?

Ninguém melhor do que você para se conhecer, e nessas horas é de fundamental importância tentar avaliar todas as probabilidades que tem a ver com você e com o desenrolar da história. Até porque suponho que, mesmo que o pedido seja egoísta e muitas vezes só pense no idealizador dele, o marido ou a esposa que o propôs não quer ver você triste, mas sim feliz, certo?

Fora o clichê básico que diz para nunca fazer algo exclusivamente pelo seu parceiro, NUNCA, MAS NUNQUINHA MESMO PRATIQUE ESSA OUSADIA APENAS PARA TENTAR SALVAR O SEU RELACIONAMENTO, porque nessa você pode acabar se complicando ainda mais.

Se ele está cego de tesão a ponto de não poder pensar nos contras, é hora de você pensar e decidir se você concorda – ou não – com a proposta do seu parceiro.

Tudo bem que toda regra tem sua exceção, e que isso pode de fato ajudar alguns casais, porém, O QUE ACONTECE COM MUITOS DELES É QUE SE O RELACIONAMENTO

ESTAVA RUIM, ACABA FICANDO PIOR, PRINCIPALMENTE SE O FETICHE EXIGIR UMA TERCEIRA PESSOA NO MEIO:

"Opa, então se eu estiver bem com o meu parceiro e em plena sintonia eu posso fazer um sexo a três danado de inovador que isso só aumentará a nossa cumplicidade?" Não necessariamente, só quis dizer que casais que já estavam mal podem piorar, o que não altera a possibilidade dos casais que estavam bem piorar também.

Para explicar melhor, conto um exemplo real que aconteceu com um casal que se amava, mas que também pode facilmente acontecer com um casal que já estava com problemas. A história é baseada em fatos reais, mas minha imaginação fértil empregará nomes fictícios e alguns detalhes importantes.

Adão amava Eva (ok, meu exemplo não foi de uma mente fértil e criativa) e eles recém completaram 4 anos de casamento: tudo estava bem, tudo estava perfeito e eles não poderiam estar mais felizes.

A cumplicidade era tanta que eles resolveram inovar – mas o que fazer? "Que tal ir em uma casa de swing, assim só para conhecermos mesmo?". Bem, foi isso que eles inicialmente combinaram, e a ideia era realmente apenas conhecer o ambiente.

Chegaram lá e conheceram tudo: gente feia, gente bonita, e uma casa encantadoramente arrumada. Esta era uma das mais badaladas da cidade e a negociação se dava de uma maneira bem clara: "Camarada, eu gostei da sua mulher, o que você acha de fazermos uma troca? A minha mulher também gostou dela e de você".

Conversa vai, conversa vem e muitas propostas foram recusadas, até que chegou um casal realmente sedutor, com um bom papo, e com a ajuda do clima da casa não demorou muito para em poucos minutos todo mundo estar peladão, tomando vento nas partes debaixo.

Adão e Eva não quiseram se separar já de início por ciúmes: "Como assim vou deixar meu parceiro no quarto sozinho com outra pessoa sem eu ver o que ele está aprontando por lá? Na, na, ni, na, não!! Vamos juntos!!!", e assim optaram.

Roça roça vai, roça roça vem, rolou todo mundo com todo mundo, menos homem com homem, e de acordo com nossos protagonistas, O SEXO FOI INTENSO, MARAVILHOSO, MÁGICO MESMO.

Eva, coitada, acho que nunca tinha gozado tanto na vida. Já o Adão vocês já podem imaginar: estava que nem pinto no lixo, vibrante porque finalmente realizara o sonho de transar com duas mulheres! Comer duas petequinhas de uma só vez é sonho consumado para poucos machos, sabemos bem disso. Ok, sexo fantástico, gozadas absurdas, só que o que acontece é que o gozo só dura alguns segundos, e depois que ele baixa, você dorme e acorda, e a cabeça passa a funcionar de outra forma. Tipo papo de bêbado, sabe?

O dia amanheceu e o casal se sentia estranho: o sexo foi maravilhoso, mas algo entre eles não estava indo bem: Eva começou a pensar no jeito que ele olhou para a outra, o quanto ele parecia "pirado de feliz" com aquela situação, e começou a comparar aquela cara com as que ele fazia quando transava com ela, que de acordo com ela, nem eram tão felizes e instigadas assim: PARA EVA, ELE FICOU TÃO FELIZ COM A ESTRANHA QUE NEM MAIS VONTADE DE TRANSAR COM ELE ELA TINHA, PORQUE NA CABEÇA DELA, FELICIDADE MESMO ELE SÓ TERIA SE TRANSASSE DAQUELA FORMA NOVAMENTE.

Para Adão, o trauma não foi menor e ele pensava: "ACHO QUE AQUELE CARA FEZ UM SERVIÇO MELHOR DO QUE O MEU, NUNCA VI MINHA MULHER GEMER TÃO ALTO. A GEBA DELE TAMBÉM ERA MUITO GRANDE E DIZEM QUE AS MULHERES GOSTAM DE UNS HOMENS MEIO BRUTOS EM RELAÇÃO A TAMANHO. E O TAMANHO DO DELE DAVA ATÉ MEDO DE OLHAR".

Pensamentos vão, pensamentos vêm, e não demorou muito para um querer tirar satisfação com o outro e querer tirar essa história a limpo, gerar muitas brigas, e nunca, mas NUNCA MAIS CONSEGUIR TIRAR AQUELAS IMAGENS DA CABEÇA.

Indo logo ao fim: O CASAL FICOU COM PROBLEMAS, E ESTÃO NA TERAPIA ATÉ HOJE (E ISSO É SÉRIO). E AÍ A GENTE FICA VIBRANDO AQUI NOS BASTIDORES: SERÁ O AMOR OU O TRAUMA QUE VENCERÁ?

Bem, minha sessão de cronista erótica acabou, mas a pergunta fica: VALE A PENA REALIZAR UM FETICHE? Não só acredito, como conheço casais que praticam sexo a três, "troca-troca" e tudo mais e que estão felizes até hoje, e arrisco a dizer que MUITOS DELES ESTÃO INCLUSIVE MAIS FELIZES DO QUE MUITOS CASAIS QUE PRATICAM O CONVENCIONAL, PORÉM, TAMBÉM OUSO DIZER QUE ELES COSTUMAM TER ALGO EM COMUM E QUE É RARO ENCONTRAR NOS CASAIS DE HOJE: MUITA CONFIANÇA EM SI MESMOS, BEM COMO NO RELACIONAMENTO, MUITA MATURIDADE SEXUAL E ATÉ MESMO UM CERTO DESAPEGO NO QUE DIZ RESPEITO AO CORPO, SABENDO DIFERENCIAR MUITO, MAS MUITO BEM O DESEJO DA CARNE COM O AMOR ENTRE AS ALMAS.

Se você é uma pessoa extremamente insegura, ciumenta, possessiva, ou até mesmo tudo isso junto, eu não vou afirmar categoricamente que se você praticar fetiches – ainda mais se for com terceiros – prejudicará o seu relacionamento, mas sou uma pessoa que ACREDITA NAS PROBABILIDADES, e eu no seu lugar esperaria mais um pouco até estar 100% bem e consciente de tudo que um ato desses pode trazer.

Se possível, eu também tentaria optar por fetiches que não precisem de terceiros, até que eu me sentisse mais segura e preparada a ponto de ter certeza que seja lá o que vier, não atrapalhará o meu relacionamento.

Tenho medo de não realizar os fetiches e o meu parceiro procurar fora!

Quem é que nunca teve medo de ir contra a vontade do parceiro e acabar perdendo-o por isso ou até mesmo levando um chifre? "Chifre? Vou levar chifre? Antes fazer algo que não estou muito a fim do que levar um chifre!". Calma, muita calma nessa hora.

Entendo a sua angústia e medo de perder para o próximo da fila, mas cuidado: realizar os fetiches do seu parceiro pode até deixa-lo feliz com isso, porém, também pode destruir o seu relacionamento. "Destruir como, se ele ficou feliz?!". E eu respondo: do que adianta ele ficar feliz se você ficar triste? Insatisfeita? Você acha que a pessoa com quem você divide a vida não perceberá nenhuma mudança em você? Não sentirá que você está frustrada?

Bobo quem pensa que os outros são bobos: as pessoas percebem pelo olhar, pelo corpo, e até mesmo pelas suas energias. Então, cuidado ao fazer o que geraria peso dentro de você, porque isso inevitavelmente refletirá no seu exterior.

"Eu não gosto do fetiche, mas eu amo a pessoa com quem estou e não quero perdê-la". Se é assim, converse, converse muito sobre esse fetiche, mas antes dessa conversa, reflita com a sua própria cabeça e se pergunte: "Será que eu não faço isso porque não quero, por medo de algo dar errado, ou por preconceito?".

Se a sua resposta for a primeira, sinto muito, mas não tem muito o que fazer, pelo menos não por enquanto. Se você não quer, não quer, e isso acontece porque certamente você sabe que se fizesse, se arrependeria ou se sentiria profundamente mal por isso.

E definitivamente sentimentos negativos e felicidade do casal são coisas que não combinam. Se você se arrepende, você se sente mal, faz o

Somos humanos, sujeitos a mudanças de pensamentos, e aí cabe a você ir dando tempo ao tempo para ver se a sua cabeça se abre e se algo que até pouco tempo atrás não era possível na sua mente, tome algum pingo de possibilidade.

outro se sentir mal e faz a sua cabeça virar um verdadeiro inferno. Se é assim, você desiste e reza para, quem sabe, mudar de opinião futuramente, e enquanto você não muda, é melhor não fazer nada.

Se por outro lado, o seu motivo para não realizar o fetiche é porque você tem medo de dar errado, mais uma vez eu digo: converse, converse e converse, com uma pequena diferença que mudará no tópico do assunto. Você pode dizer para o seu parceiro que você até gostaria de realizar o fetiche, mas que você tem medo.

Não tenha vergonha de se abrir e parecer ridícula: é fundamental que você fale exatamente quais são os seus medos, porque só assim a conversa fluirá clara para ambos os lados.

Pense, antes sentir vergonha e solucionar o seu problema, do que ficar com dois problemas na cabeça, que seria a vergonha ao imaginar contando algo + o fato de não ter contado nada e continuar estagnada no mesmo problema!

Assim, pense que o medo e a vergonha funcionam como remédio: na hora é amargo, mas depois você se sente bem melhor! Sem contar que você não estará falando com qualquer pessoa na rua: você estará falando com a sua outra metade, com a pessoa que escolheu para dividir a vida, e que justamente por isso no mínimo você tem que poder contar com ela, certo?

Não importa se o seu medo é em contrair alguma doença, ser trocado(a) por outra pessoa (em caso do fetiche ser sexo grupal), ou de chegar lá na hora e não saber "se comportar".

Assim, se por exemplo o seu medo é de contrair alguma DST, converse delicadamente com o seu parceiro para não fazer sexo oral em nenhum convidado(a) e sempre trocar as camisinhas. Se o seu medo é não saber como proceder, "ensaie com o seu amor em *off*" e até mesmo assista vídeos de pessoas que já praticaram o fetiche que você tem medo de praticar. De lá você poderá tirar algumas inspirações e a partir daí se sentir mais segura em relação ao que fazer.

Por fim, se o seu problema é a terceira alternativa, que diz que é por puro preconceito, o primeiro desafio será você admitir que o seu problema é esse, pois sabemos que é raro um preconceituoso ter o peito de se afirmar como tal.

Não importa o seu problema: ele deve ser dividido com o parceiro a fim de que vocês vençam esse desafio juntos e quem sabe não acabam eliminando os obstáculos que haviam para a realização do fetiche.

O lado bom é que, apesar do que soltamos pela boca e na teoria, no fundo a gente sempre sabe a nossa verdade. Não minta para você mesma: se o seu caso for puro preconceito, estude sobre o tema, procure informações com as pessoas e até mesmo com o seu parceiro a fim de tentar clarear a sua mente.

Se, por exemplo, o fetiche do seu companheiro é praticar inversão e você tem muito medo dele ser gay por isso, você pode começar lendo o texto presente neste livro que fala sobre o assunto, bem como demais artigos na internet e depois ter uma conversa séria a respeito da sexualidade dele.

Você não é boba, se observar bem, a partir de um papo será possível tirar muita informação inclusive facial do seu parceiro e que facilitarão saber se ele está ou não mentindo a respeito do que diz. Como consequência da sua cautela e observação, você saberá se poderá ou não confiar nele.

Você pensou, pensou e pensou. Tentou correr atrás de informações e ainda assim está na dúvida sobre realizar o seu fetiche? Vovó já dizia: “na dúvida, não faça nada!”.

É claro que você pode perder o seu amor por isso, mas se você pensar mais a fundo, chegará à conclusão de que na verdade você pode perdê-lo por qualquer coisa. Você pode perdê-lo porque você fez, mas ainda assim depois disso ele quis terminar por uma coisa que não necessariamente tem a ver com o fetiche. E você também pode perdê-lo porque não fez e ele foi procurar na rua. E você pode simplesmente nunca perdê-lo independentemente de ter feito ou não: tudo vai depender do sentimento, do diálogo e da cumplicidade entre vocês.

Como você pode ver, perder ou não é sempre uma possibilidade de quem está vivo e se relaciona, e se é assim, o que você pode fazer é dar o seu melhor, mas sem nunca passar por cima de você mesma.

Se dentro do seu melhor a sua decisão acabar não agradando o seu parceiro, é um risco que se corre. Infelizmente, nem sempre dá para agradar todo mundo. Sem contar que quem está junto deve saber que a partir do momento que o casal decide dividir a vida, seja em um namoro ou um casamento, é sempre necessário chegar em um consenso que nem sempre beneficiará os dois, mas sim o lado mais frágil da história.

Assim, entre não fazer e fazer a troco de um ficar traumatizado para o resto da vida, vai do bom senso do casal em compreender o lado da pessoa que, ao colocar tudo na balança, sofreria mais com os acontecimentos que o outro. Tudo isso implica em arcar com as responsabilidades na vida do casal que, entre outras coisas, tenta colocar tudo na balança. Se você sair dessa história frustrada e infeliz, aí sim você fracassará o seu relacionamento de vez.

PARA CASAIS

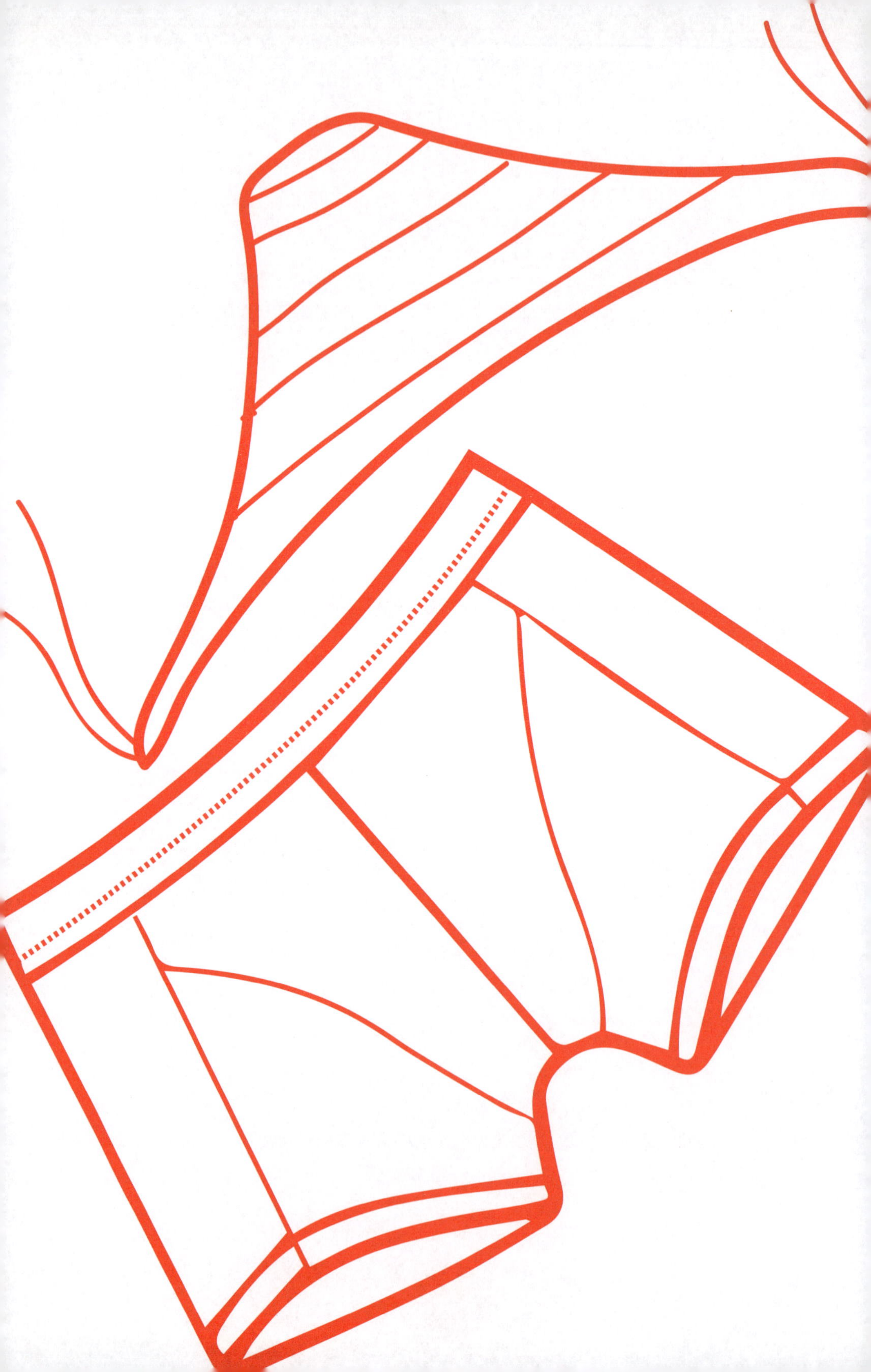

Você não consegue conversar, dialogar, enfim, se entender com o seu parceiro?

Você namora há meses, anos... Ou melhor, está casado há décadas e ATÉ HOJE NÃO CONSEGUE FALAR COM CLAREZA COM O SEU PARCEIRO, PORQUE FALAR COM ELE PARECE SER TÃO DIFÍCIL QUE É MAIS FÁCIL FICAR CALADA E OMITIR AS SUAS VONTADES do que dizer para ele a falta que você sente de algo que nunca teve, ou de algo que até já teve, mas que agora já não tem mais.

Você não tem coragem de falar porque seu parceiro é conservador demais, é nervoso demais, é cabeça dura demais, porque falta tempo demais, ou porque você já está acomodada há anos para mudar isso agora. Porém, o óbvio que quase ninguém se lembra é que se a bomba estourar, também já vai ser tarde demais!

Quantas vezes você já conversou com aquele seu melhor amigo e as coisas melhoram entre vocês? Se você é pai ou mãe, quantas vezes você conversou com o seu filho e ele finalmente entendeu que não se pode ter todos os brinquedos da loja? Quantas vezes você já falou com a empregada da casa elogiando a comida que finalmente melhorou graças ao fato dela ter entendido que o segredo é menos sal e mais tempero e que a partir daí, ela ficou tão feliz com o seu "feedback" que nunca mais fez errado?

ENFIM, QUANTAS VEZES A CONVERSA DEU CERTO? E QUANTAS VEZES A CONVERSA TERMINOU MAL? SERÁ QUE TERMINOU ASSIM PORQUE FALTOU UM BOM ARGUMENTO? Bem, pode até ser, mas acredito que na grande maioria das vezes, o que falta mesmo é um pouco de coragem de ambas as partes: CORAGEM NÃO SÓ PARA FALAR, MAS TAMBÉM PARA SABER OUVIR E ADMITIR OS PRÓPRIOS ERROS, saber reconhecer que não

Dizem que sinceridade demais é falta de educação, e com meu médio tempo de vida pude perceber que isso é verdade. Porém, se existem várias formas de dizer a mesma coisa, por que se calar?!

somos as melhores pessoas do mundo, e que mesmo que a gente se ache a última bolacha do pacote, felizmente não somos!

A coragem também é válida no momento de saber (re)começar e saber falar o que agrada ou desagrada através de palavras ou gestos, porque afinal de contas, e por mais óbvio que isso possa parecer, NÃO FALAMOS APENAS PELA BOCA!

É importante saber dizer, ou pelo menos demonstrar algum sentimento claro quando algo está ruim, e mais do que isso: É IMPORTANTE SABER INCENTIVAR O QUE ESTÁ SAINDO DA MANEIRA QUE ESPERAMOS. Se sabemos que às vezes parece impossível dizer as palavras que queremos dizer, por que não dizê-las de outra forma?!

Vamos a um exemplo prático: se você não quer dizer para o seu marido que você não faz sexo oral nele porque ele nunca lava o peru direito, por que não tomar banho com ele e como quem não quer nada e sensualmente você mesma lavar o peru dele, fazer o que ele quer que você faça e dizer o quanto você gosta quando o peru está cheiroso, de forma a incentivá-lo a manter a higiene?

Acho que nenhum homem reclamaria dessa troca: só se ele fosse muito bobo para preferir ser orgulhoso do que ganhar uma bela de uma chupada lá na mandioquinha! Assim, AO MESMO TEMPO EM QUE VOCÊ FEZ UM ELOGIO, VOCÊ TERIA DADO O RECADO DE FORMA CLARA, AINDA QUE NÃO TOTALMENTE DIRETAMENTE OU DE FORMA PESADA.

O importante é não só ter em mente que há várias formas de dizer a mesma coisa sem ter que machucar o outro, como também que é possível dizer as coisas de uma maneira até mesmo lúdica, a depender do seu jogo de cintura no momento. Se você for uma pessoa bem humorada, vai na fé que você arrasa, consegue o que quer, e ainda tira umas boas risadas do parceiro!

Constantemente queremos nos diferenciar das crianças, enquanto MUITAS VEZES SOMOS MAIS PRÓXIMAS DELAS DO QUE IMAGINAMOS...

PELO MENOS NO QUE DIZ RESPEITO A ESTIMULAR O QUE QUEREMOS QUE ELAS FAÇAM! Se nem todo mundo tem o dom de dizer na lata "você anda chato para caramba!", pode-se dizer a mesma coisa sem machucar, e podemos inclusive arrancar risadas do "oponente" ao acompanhar essa frase em um discurso leve e devidamente bem contextualizado.

Que tal iniciar uma conversa lembrando bons momentos do passado, aqueles que você queria que voltassem e sente falta, ou ainda melhor do que isso: por que não VOCÊ MESMA incorporar o passado, e em vez de falar tanto nele com palavras soltas, trazer os fatos e atitudes concretas para a realidade presente?!

Que tal comprar ingressos de cinema para um dia em que você sabe que ele poderia ir e convidá-lo para assistir um filme recheado de pipoca – igual vocês se divertiam no passado –, ou do jeito que você sabe que ele gosta de fazer? Que tal levar mais uma vez a sua parceira naquele restaurante que você sabe que ela nunca se esqueceu?

Se você quer algo mais quente tudo bem e também há essa possibilidade no cardápio: que tal repetir a viagem de lua de mel? Ou quem sabe fazer uma primeira viagem?! E quanto a vestir aquela lingerie para homem nenhum botar defeito?

O que você disse? Falta coragem? Então beba um pouco, mas só um pouco... O quê? Você nunca teve uma lingerie mais ousada? Tudo bem... Você também pode relembrar o que nunca teve, porque o mais importante é mudar. Sempre para melhor e além.

Dicas para preservar um bom relacionamento

Muitas pessoas pensam que o amor ou dá certo ou não dá, como se tudo fosse uma questão de química e de destino e que o resultado final pouco ou nada dependerá das atitudes delas.

Frases como "o que é meu está guardado", e "o que tiver que ser, será" caem como uma luva nas mãos daqueles que já tem predisposição para o comodismo sentimental. A má notícia é que sobrecarregar demais o destino tende a não prejudicar ninguém mais do que você mesmo, porque caso você fique dormindo, de fato o mundo girará do mesmo jeito, porém, se você se coça um pouco e coloca a mão na roda dele, inevitavelmente ele girará diferente. Concorda? É tudo uma questão de sair da inércia.

Não precisa ser um gênio para pensar que, ainda que o destino e as boas vibrações tenham lá o seu papel, sem atitude e boa vontade muita coisa boa deixará de acontecer.

Com o tempo, não fica difícil descobrir que se não levarmos em consideração algumas atitudes necessárias para a preservação, bem como manutenção de um bom relacionamento, a roda do destino fica sem óleo e empaca. E a depender do estrago, nem mesmo um bom técnico conseguirá dar um jeito e é bem aí que digo: cuide bem, porque se você cuidar mal de algo, nem sempre terá conserto.

Mas, afinal de contas, o que de melhor posso fazer para preservar um bom relacionamento? A propósito, muitas dessas dicas nem valem apenas para os relacionamentos entre casais, mas para qualquer tipo de relacionamento, inclusive os de amizade.

Segue uma lista de pontos fundamentais, e outros que, ainda que pareçam óbvios, muitas vezes são esquecidos. De certo é porque o óbvio demais às vezes passa batido.

Cobre menos e faça mais: Tem gente que cobra tanto que se esquece de fazer o que realmente importa, a própria parte. Resumida basicamente em ser uma pessoa agradável e que dá bons motivos para ser bem quista (e de preferência amada). É claro que nem sempre isso é uma tarefa fácil, porém, ficar cobrando e limitando o outro tende a gerar apenas insatisfação. As chances de alguém amar e admirar mais porque você cobra algum tipo de atitude dele são mínimas. Quem é que gosta de associar atitudes que eram para vir de livre e espontânea vontade com obrigação? Assim, nada mais lógico do que sair dessa de achar que o amor funciona na base da pressão e começar a dar bons motivos para que a pessoa queira ficar por perto até mesmo quando ela tiver oportunidade de se ver longe de você. Muita coisa não se cobra, mas se conquista: carinho e atenção são duas delas. Assim, se por exemplo a pessoa não ligar, nada de ficar cobrando desesperadoramente uma ligação. É triste, mas às vezes ela não ligou porque não quis, simples assim. Outras vezes ela não ligou porque não se lembrou, mas aí fica tranquilo que se ela gostar mesmo de você ela se lembrará em breve. O que importa é que quem gosta mais cedo ou mais tarde acaba se lembrando da gente (até porque é um prazer nos lembrar de quem gostamos, não é mesmo?), não precisa avisar aos gritos ou na chantagem emocional. Só se for em caso de emergência e se tiver alguém literalmente morrendo...

O erro de um não anula o erro do outro: Não leve a ferro e fogo aquela ideia que diz que se o outro faz, você também tem o direito de fazer, se você mesmo foi a primeira pessoa a dizer que o outro está errado e que o magoou com isso, qual seria a lógica de você fazer o mesmo? Vingancinha e infantilidade besta de quem depois ainda quer ter alguma razão? Não fique procurando, no outro, pretextos para fazer algo que você sabe que é errado, mas que o orgulho e o comodismo fazem passar por desentendido. Se o outro fizer algo errado, use como um motivo para aprender algo com isso (nem que seja para tomar vergonha na cara e largar essa pessoa) e não para fazê-lo tão triste e desacreditado quanto você.

Seja um otimista realista: Não precisa ficar pensando que tudo dará errado, porém, é necessário sempre se lembrar de que somos seres humanos, o que significa que ninguém consegue ser perfeito em 100% do tempo, nem mesmo você quando vem carregado da moral e dos bons costumes, sempre pronto para dar um sermão em alguém que você considera "pior que você". Usar a palavra "feliz" vinda do dicionário da realidade é sempre melhor do que usar essa mesma palavra vinda do dicionário das novelas e dos filmes de princesas. Pode chorar, mas você se parece mais com as outras pessoas do que você imagina e isso já deve ser o suficiente para aumentar o seu nível de tolerância com elas.

Não existe perfeição a começar pela gente: Se sabemos disso fica fácil perceber que de nada adianta ficar crucificando o outro por causa de alguns defeitos que ele vier a ter. A parte boa é que geralmente você é capaz de saber quais defeitos você seria ou não capaz de aguentar. Se é assim, resta tentar escolher alguém que ao seu ver tenha defeitos suportáveis e que, por sua vez e de preferência, você seja capaz de ajudar (relacionamento saudável = parceria). Tem gente que nasceu com dom para lidar com gente nervosa. Tem gente que nasceu com dom para lidar com gente neurótica. Tem gente que nasceu com dom para lidar com gente que não gosta de fazer amizades. E você? Qual é o seu dom? Com que tipo de defeito você costuma ter um maior grau de tolerância? Escolha alguém que você se sinta capaz de ajudar e que ao mesmo tempo e apesar dos defeitos, tenha algo para acrescentar também. E claro, que no final das contas valha a pena! Relacionamento é assim mesmo: um tenta limpar a caca do outro, visto que ambos nasceram humanos. Só cuidado para não confundir parceria com dependência ou parasitismo. Se você sofre ou se irrita muito com os defeitos que a sua companhia tem, certamente é porque você não nasceu para formar duplinha com ela. Nisso talvez valha a pena procurar por alguém com defeitos mais suportáveis aos seus olhos e que não prejudique a sua essência, bem como a essência do seu dia a dia.

Não espere tanto do relacionamento: É claro que podemos e devemos esperar coisas boas de um relacionamento, porém, isso não significa que depositaremos todo o sentido da vida nele. Ele pode dar certo, tanto quanto pode dar errado e é justamente por isso que ficar se descabelando antes do tempo, a fim de tentar descobrir coisas que só o futuro dirá, só fará com que a parte boa do que você está vivendo agora se torne ruim com tantas neuroses e preocupações. Por exemplo, tem gente que quer tanto se casar e ter filhos que está em um relacionamento de um mês e já quer tentar adivinhar se essa será a pessoa da vida dela! Tem gente que quer tanto ter uma organização sobre a própria vida que quando não tem começa a fantasiar com felicidades ou tragédias que definitivamente não estão ao alcance dela. Se preocupe apenas com as informações que de fato você tem a partir de dados concretos, de resto, viva um dia de cada vez. Se você não nasceu com o dom de adivinhar o que está fora do seu alcance, faça a sua parte bem feita que do imprevisível a vida toma conta. Remédios servem para quem está doente e decisões servem para quem tem alguma decisão para tomar. De resto viver é a preocupação do dia. Você pode e deve observar, tentar adivinhar e ficar neurótico jamais.

Por fim, busque ter sempre uma pitada a mais de tolerância, boa fé e esperança: Essa até rimou! Enfim, isso não significa que você terá que ser uma pessoa que aceita ser pisada e que se vê obrigada a relevar coisas que machucam profundamente, mas sim que você é uma pessoa que, apesar de tudo, tenta fazer a sua parte para as coisas darem certo, e quando não dão, nada impede de você seguir uma vida bela e plena de outra forma, longe desse alguém que não faz mais bem (rimou de novo!). Um dia você encontrará a pessoa certa, é só uma questão de buscar o equilíbrio entre fazer a sua parte e ao mesmo tempo não se desesperar. É difícil, mas você consegue.

O seu maior desafio para preservar um bom relacionamento tem a ver não só com um "a dois", mas sim com um "a três", "a quatro", "a cinco", ou até mesmo " a seis" e está ligado com os filhos de um relacionamento passado (achou que estava falando de suruba, né?!)? Veja as cenas dos próximos capítulos!

Qual é a melhor maneira de lidar com os filhos vindos de relacionamentos distintos?

Com casais se separando com uma frequência cada vez maior, é normal que haja mais e mais filhos vindos de outros relacionamentos e que constroem novos laços com famílias distintas. Ainda que eu cite o pai ou a mãe a depender do caso, as dicas valem para qualquer pessoa que está nesse desafio de lidar com filhos. Seja você pai ou padrasto, mãe ou madrasta.

Não imponha nada à criança: É relativamente comum haver um pai que imponha à criança que "agora fulaninha de tal é a nova parceira dele e ponto final". Fazer isso só fará a criança ficar ainda mais traumatizada e ainda por cima elevará as chances de ela não aceitar o novo integrante, já que o verá como sinônimo de "ser obrigada a engolir", o que tende a gerar atrito na família. Perceba que, em geral, a criança já não gosta de dividir a atenção do pai/mãe naturalmente, se for na obrigação piorou, concorda? Assim, lembre-se que conversar e explicar a situação é algo completamente diferente de impor. É como ensiná-la a comer verduras: tem que ser aos poucos e mostrando que pode ser algo bom para todo mundo. Já pensou dizer como quem não quer nada que legal seria para a criança ter duas pessoas para cuidar dela, para amá-la, bem como ganhar dois presentes de Natal?! E ela ainda veria o papai duplamente feliz. Só tenha a decência de arrumar uma pessoa legal para a criança antes de poder afirmar tudo isso!

Não fale mal do pai ou da mãe da criança como forma de explicar a separação: Não diga que o progenitor dela fez você sofrer, que é um traste mau-caráter ou qualquer coisa do tipo. Falar mal de quem ajudou a gerá-la só deixará a criança ainda mais triste e confusa. Sem contar que muita gente faz isso com o intuito de afastar a criança do ex-parceiro, o que sinceramente é algo completamente infantil e nada saudável para ela. Separe suas brigas pessoais com seu ex da questão entre pai e filho. Uma coisa não tem nada a ver com a outra, até porque nada impede de a pessoa ser um ótimo pai/mãe, ainda que não tenha sido um bom marido/esposa para você. Ou você não se importa com o bem-estar do seu filho e coloca as suas rixas amorosas acima da felicidade dele?

Ao mesmo tempo em que você não precisa falar mal do ex, você pode dizer que o novo integrante da família pode ser um novo amigão para a criança: É importante deixar claro para a criança não só quem é o verdadeiro pai/mãe dela, como também que um novo integrante na família não a deixará "órfã". Muitas crianças pensam que se o pai/mãe foi embora e chegou uma nova pessoa na parada é porque ela ficará sozinha e abandonada. Deixe claro que isso não acontecerá, muito pelo contrário: fora continuar tendo o pai/mãe como ela sempre teve, ela terá um novo integrante na família que poderá ser um amigão para ela, e quem sabe com o tempo e sem você precisar impor nada eles mesmos não ficam tão apegados que "se adotam" como pai e filho do coração quando você menos esperar?

Se ambos tiverem filhos de outros relacionamentos, não dê mais atenção ao seu filho do que ao filho do outro: Se todo mundo vai morar na mesma casa e se vocês são um casal, é importante que não haja discriminação entre filhos de sangue e os que não são de sangue. Fazer isso só deixará as crianças – que não têm nada a ver com os desentendimentos amorosos – tristes, e ainda por cima poderá distanciar o casal. Da mesma forma que você não gostaria que tratassem o seu filho com menos regalias e mordomias, o seu marido/esposa também não gostaria de ver você tratando de forma diferente os filhos dele. É tudo uma questão de se colocar no lugar do outro e não fazer o que não gostaria que fizessem com a sua cria. Todo mundo na mesma casa? Então seria legal todo mundo viver sobre as mesmas regras e mordomias, caso contrário, pode ir se acostumando com muitas brigas desnecessárias, bem como ver não só o filho da pessoa que você ama, como ela mesma se distanciando cada vez mais de você por causa da sua atitude egoísta.

Explique ao novo pai (ou mãe) que a criança é como qualquer ser humano, deve ser conquistada e isso não acontece de um dia para o outro: Não existe essa de falar que a criança "vai se acostumar!". Ela não tem que "se acostumar", ela tem que ser conquistada. Fazer isso não só menospreza a inteligência e o sentimento da criança, como também ignora o fato de que, tal como qualquer outro ser humano, ela não conseguirá amar de um dia para o outro uma pessoa que até então era completamente estranha para ela só porque você quer que assim seja. Não se esqueça: crianças são muito inteligentes e entendem mais coisas do que você imagina, ignorá-la pensando que ela "é muito nova para entender" só a deixará mais distante. Explique a situação na linguagem dela, mas não deixe de dar alguma satisfação para esse pequeno ser.

Por fim, dê tempo ao tempo: Relaxe, vá fazendo as coisas como você acha que tem que ser, sem se pressionar tanto e nem pressionar os outros integrantes dessa história. Todo mundo tem o seu tempo, todos devem se conhecer e se curtir naturalmente e para isso você não precisa proibir o pai/mãe biológico de ver a criança e nem ficar forçando a barra para ela aceitar com naturalidade o novo integrante até então desconhecido: como ela vai aceitar de bom grado algo que está sendo forçada? Seja um sábio que faz o seu melhor e não uma bruxa que só atrapalha a vida dos outros. Desde que você faça a sua parte de bom coração e esteja realmente a fim de construir uma família feliz, tudo acabará bem.

Boa sorte!

Conservar amigos e o seu relacionamento? Algo plenamente possível!

Por não saber como conciliar os tão queridos amigos com a amada namorada/esposa, muita gente acaba tendo que optar por um dos dois lados, ENQUANTO NA VERDADE É PLENAMENTE POSSÍVEL FICAR COM OS DOIS. Assim, bolei algumas dicas para tentar ajudar aqueles que sofrem para conseguir sair de casa e se divertir sem ter que brigar (muito?) por isso.

Tenha autocrítica: Ter autocrítica é o ponto base para fazer o motor funcionar e conquistar a sua tão sonhada liberdade. Se você é uma pessoa que sempre andou nos conformes, pode pular essa primeira dica e ir para a próxima. Porém, se você é alguém que já aprontou muito, traiu ou tem um passado obscuro que o seu parceiro sabe, de duas uma, ou você se contenta com a m**** que fez e espera até o seu parceiro voltar a confiar em você, ou troca de parceiro para alguém que seja extremamente paciente com as suas travessuras (ou tenha amnesia kkk). As COISAS SÃO SIMPLES, AQUI SE FAZ E AQUI SE PAGA, então se você fez e for cobrado por isso, o jeito é pagar ou mudar de ambiente indo para um lugar onde ninguém te conheça e por isso não desconfie de você (como se você estivesse nascendo de novo, ninguém mandou fazer besteira!). Se esse modelo do aprontador se aplica a você e você quer realmente (re)conquistar a sua liberdade, o jeito é buscar

Obs.: Este capítulo dá dicas para as pessoas que querem sair com amigos para se divertir, e não para aqueles danadinhos que querem fingir que vão sair, mas na verdade querem trair. Aqui falo de chope com os amigos de verdade, não de vinho no motel com a gostosa.

maturidade e aprendizado até conseguir mudar de fato. Ninguém é bobo de já ir confiando plenamente em quem já tem ficha suja, porém, o lado bom é que se você se mostrar uma nova pessoa e der tempo ao tempo para provar que realmente mudou, inevitavelmente mais cedo ou mais tarde a pessoa que está com você se dará conta disso e começará a liberar aos poucos. Nisso entra o jogo de paciência que você já conhece. Lembre-se que quem faz mais caca, tem mais trabalho para se limpar. Faz parte da lei da vida.

Atenda ao telefone: Tem gente que sai, mas nunca atende ao telefone ou demora um horror para atender. Se você faz isso, fica realmente difícil alguém confiar em você e se sentir bem enquanto você está na rua, né? E certamente você sentiria o mesmo caso estivesse no lugar dessa pessoa. Sem contar as pessoas que já desligam o celular de cara e só ligam o aparelho horas depois. Bem, se fosse meu namorado e fizesse isso, eu já deixava era amarrado no pé da mesa! Sem contar que se você costuma sumir assim não pode ficar surpreso caso um dia alguém pense que você morreu e mande a polícia ir atrás de você. Só torça para você não estar fazendo nada de errado quando for encontrado.

Leve o companheiro junto: É claro que isso é opcional e não precisa ser feito em 100% das vezes, até porque ninguém nasceu grudado no outro. Porém, convenhamos que quem gosta costuma querer estar perto, e ainda que todo mundo queira o seu momento particular, não custa nada levar a pessoa que está com você junto sempre que der, até porque isso a fará se sentir bem quista e consequentemente se sentirá mais segura em relação a você. QUEM SE SENTE BEM AMADO SE SENTE MAIS SEGURO, E QUEM SE SENTE SEGURO LIBERA MAIS FÁCIL, não acha?

Apresente os seus amigos: Está aí uma estratégia que pega diretamente no psicológico de quem está com você. Se você apresenta para a pessoa amada o grupo que você convive, inevitavelmente ela se sentirá mais segura ao deixar – ou ao menos pensar em deixar – você sair com ele. Isso funciona quase como um macete que a gente faz para apresentar amigo mala para a nossa mãe. O amigo pode ser o maior traste, mas desde que ele consiga agir igual gente e tratar bem a sua mãe, ela libera para sair com ele para o resto da vida achando que você está em ótimas mãos. Vai entender o psicológico das pessoas! MAS CALMA LÁ COM A MALANDRAGEM, não vá apresentar amigo chave de cadeia achando que vai se dar bem para o resto da vida, porque nada impede de descobrirem no futuro que você estava mentindo, falando que o capeta era santo só para ir para farra. Palavra de quem já passou por isso e só foi enganada por pouco tempo! Ainda que o exemplo da mãe seja verdade na essência, existe um grande "porém" nisso aí: mães costumam ser ingênuas com os filhos, já parceiros sentimentais costumam ser velhacos até demais! Assim, vê se toma jeito e já opte por sair com gente que presta desde o início e evite maiores dores de cabeça. A não ser que você queira ser descoberto e não se importe em ter que resgatar a confiança toda de novo...

Evite chegar tarde em casa: Esse é um outro fator psicológico, sabemos que quem quer aprontar apronta até na hora do almoço. Porém, sabemos que a noite e a madrugada são convencionalmente aceitas como períodos de flerte e azaração. Assim, se você quer sair em paz, evite os horários noturnos.

A propósito e um parêntesis só de curiosidade para as mulheres que estão me lendo (homens, por favor não me matem pela revelação!): uma vez uma garota de programa me disse que o horário que ela mais recebe cliente comprometido é na hora do almoço e isso acontece, entre outras coisas, justamente devido ao fato da noite ser discriminada como horário da putaria. Assim, muitos homens mudaram o horário para a tarde, hora que quase nenhuma patroa desconfia!

Cuidado com os programas e ambientes que você frequenta: Tem gente que age como se quisesse problema ao só querer sair se for para balada e demais ambientes de pegação. Se você não pretende fazer nada mesmo, que tal evitar esse tipo de lugar que todo mundo sabe que ninguém vai para rezar? Que tal uma peladinha com os amigos? (claro, sem mulher pelada kkk) Ou ir para a casa de algum amigo jogar? (também serve jogar conversa fora). Assim não tem nem como a pessoa que está com você reclamar. Só cuidado para ela não ligar lá na casa do seu amigo para comprovar se você está lá mesmo e você não estar!

Por fim, dê prioridade para a pessoa que você assumiu um compromisso sério: Muita gente não deixa o parceiro sair por não se sentir prioridade na vida dele. Às vezes, a pessoa pode até achar que você não vai aprontar, mas "não deixa" sair por pensar que perde um pedacinho de você. Sabe como é, ser humano que não é nada ciumento ou inseguro é raridade (ou será que é ser extinto mesmo?!). Assim, não custa nada deixar uma parte do final de semana para a pessoa que você assumiu, mostrar serviço e deixá-la satisfeita (física e emocionalmente), pois QUEM É BEM TRATADO COSTUMA SER MAIS FÁCIL DE NEGOCIAR. Pense nisso e faça por merecer, até porque ninguém merece estar com alguém que mal mostrou presença e já quer sair. Se for para fazer algo muito diferente disso, é melhor entrar para o grupo dos solteiros, ou será que você gostaria que o tratassem como segunda opção?

UM TRATO NA AUTOESTIMA E NO SOCIAL

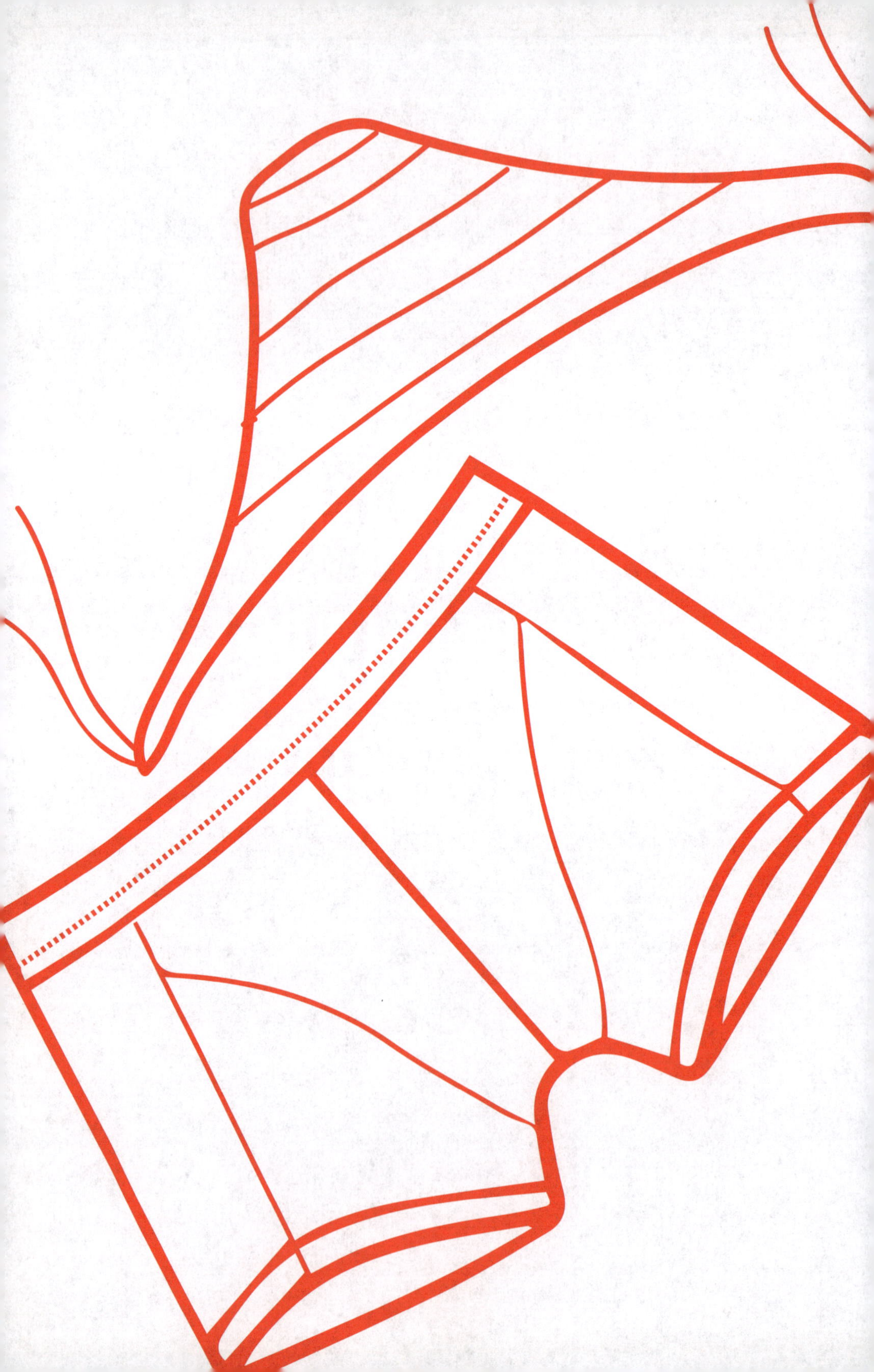

Cuidado quando dizem para se amar em primeiro lugar, isso pode ser só uma forma de ficar sozinho

Quem nunca disse ou ouviu aquelas famosas frases que dizem "você tem que se amar em primeiro lugar" ou "primeiro você, depois os outros"? Mas será mesmo que temos que levar tudo isso tão a ferro e fogo?

Eu sou a primeira a dizer e continuo achando que nós temos que ter amor próprio SIM, porém, isso só é necessário quando alguém nos agride físico, verbal ou emocionalmente e não em qualquer circunstância como muita gente anda fazendo por aí, sem pensar nas consequências que isso acarretará inclusive para elas mesmas.

Essas máximas viraram tão parte do nosso dia a dia que as pessoas não estão mais usando isso em caráter emergencial, tal como deveria ser, mas sim a título de "prevenção", como uma forma de "bater antes de apanhar", ou seja, sem que o outro tenha feito algo claro e objetivo que mereça esse distanciamento.

É claro que a grande maioria das pessoas que pratica essa autodefesa age assim como forma de não se machucar posteriormente, porém, o que muita gente não percebe é que, ao contrário do que possa

Esse pensamento não visa ser "a Madre Teresa de Calcutá", até porque nos falta muito para chegar nesse nível. Porém, ainda que parta de um ponto de vista solidário, este também pode ser visto como uma maneira estratégica de ver que fazer o bem para o outro não traz felicidade apenas para ele, mas também para você mesmo. Neste texto, não me limitei a falar das relações entre homens e mulheres apenas como casal, mas sim na relação deles com o mundo e que inevitavelmente desemboca em todas as formas de amor.

parecer em um primeiro momento, olhar apenas para o próprio umbigo é a melhor forma de ficar desprotegido. No fim, essa defesa instantânea não passa de um tiro em si mesmo e um convite à solidão.

Dar um pouco de você ao outro, e de preferência sem esperar nada em troca a título de não gerar desilusões é uma das melhores formas de preservar a sua integridade emocional, afinal de contas, quem é que não gosta de se sentir importante e bem quisto pelo outro?

Fazer o bem para o outro é ser importante na vida deste alguém, que se tiver um mínimo de inteligência saberá que gente como você está cada vez mais em falta no mercado, o que acaba por gerar uma dependência positiva, na qual a presença da pessoa que faz o bem causa função terapêutica na vida daquelas outras que ela participa, como uma espécie de calmante natural que acalma as mazelas da vida.

Pode parecer brega, mas o desamor é consequência do desamor. E o amor é consequência do amor. Parece óbvio, mas muita gente se esquece disso. Se você bate, você tende a apanhar de volta, nem que seja por outras mãos. Não parece, mas a vida é justa.

Será que você não ficaria feliz em saber que pelo menos uma vida respira mais leve por saber que você existe? E se não fosse apenas uma vida, mas sim várias e que se resumem não apenas à sua família, mas aos seus amigos e demais pessoas que nem sempre estão ao seu alcance direto? Você se sentiria a bolacha mais valiosa do mercado, e pode admitir que isso é bom demais! Entende que inflar o ego dos outros também faz inflar o seu?!

Lindo o que falei, né? Porém, infelizmente não é isso que acontece com a maioria das pessoas, que estão cada vez menos receptivas e prestativas em relação à capacidade de dar tudo o que elas poderiam dar. Elas falam que falta tempo, falta dinheiro, mas sabemos que na grande maioria das vezes o que falta mesmo é boa vontade.

Sendo uma pessoa egoísta ou desapegada, você deve saber que ser importante na vida dos outros é a melhor forma de aumentar a sua autoestima e a sua felicidade em estar aqui neste mundo, que diga-se de passagem, não é nada fácil de encarar sozinho.

O irônico disso tudo é que mesmo pensando que não terão mais tantos problemas que excedem os delas por não se envolverem com os problemas alheios, no fim, elas acabam por sofrer com um efeito muito pior, também chamado de solidão e que vem justamente pela falta da vida dela na vida de outras pessoas. Quem muito se ausenta uma hora vira só o pó, deixa de fazer falta.

Olhar para o próprio umbigo parece algo benéfico em curto prazo, pois se você faz algo para alguém apenas quando você tem um retorno, a sensação que dá é que você não perdeu o seu tempo, e até mesmo o seu dinheiro a depender do caso. Porém, com o passar do tempo, esse efeito se torna devastador: o número de casas com apenas um habitante adulto ou com famílias fragmentadas se torna cada vez maior.

Paralelamente a isso, pessoas não saem para conhecer novos amores porque têm medo de se machucar, homens não querem conhecer mulheres por medo de dar trabalho ($$) e atrapalhar na própria individualidade. E mulheres não querem conhecer homens pelo mesmo motivo. Ou até querem conhecer, mas não querem se envolver na vida do outro, porque hoje em dia se envolver na vida alheia não é mais considerado como um gesto de amor, mas sim como perda de tempo, risco, e até mesmo como "invasão de privacidade", afinal de contas, (quase) ninguém quer dar o braço a torcer: é cada um com os seus problemas e com as suas contas para pagar.

Depois não entendem por que, apesar de termos cada vez mais da tão sonhada liberdade individual, estamos também cada vez mais presos por doenças da alma. Não queremos ser incomodados pelos outros, enquanto egoisticamente queremos a maior parte das atenções para a gente. Não queremos dar, mas queremos receber, e como quem não dá não recebe, o resultado é esse que vemos.

Dizem que principalmente os brasileiros têm aquela mania terrível de querer tirar vantagem de tudo e que não deixar o outro tirar vantagem dele faz parte do jogo para ganhar mais vantagens ainda.

Porém, o que muita gente não pensa é que essa mesma atitude é espelhada, repetem com você e NO FIM, A BOMBA QUE VOCÊ JOGOU É A MESMA QUE VOCÊ SEGURA.

Quando você se torna uma pessoa solitária, ranzinza, mesquinha e sem préstimo, justamente por isso você se torna incapaz de atrair borboletas para o próprio jardim. Se continuar assim, será mais um membro das famílias fragmentadas, cada vez mais distanciadas umas das outras.

O problema não é ser beata(o) ou ser a ovelha negra da sociedade, o problema é quando ninguém mais sente a sua falta. O problema é quando ninguém mais gosta de você. Então, vamos mudar isso enquanto é tempo.

Nunca se esqueça de que agora você pode até não gastar o seu tempo ou o seu dinheiro com alguém, mas no futuro esse alguém também não gastará com você. No fim, os dois vão infelizes para o caixão: com apenas meia dúzia de pessoas presentes, sendo que metade delas estarão marcando presença apenas por caridade ou sentimento de obrigação. Não importa o quão orgulhoso e metido a indiferente você seja: não é isso que você quer.

Imagine que você é a mãe ou o pai e que o outro é o seu filho: se alguém trata bem o seu filho, você tem mais boa vontade em tratá-lo bem, do contrário, se uma pessoa não está nem aí para a sua cria, a tendência é você se tornar indiferente em relação a isso e não trazer essa pessoa para o seu coração, pois ela nunca demonstrou interesse nisso.

Parece uma bola de neve, né? E é! Mas quem dará o primeiro passo?

A propósito, não parece coerente a máxima que diz "a vida é assim mesmo, um dia você perde, outro você ganha". Você tem mesmo que ganhar sempre? Muitas vezes, correr o risco de perder é a melhor forma de ganhar algo. Do contrário, se você não se entrega, vai saber se ganhou como?

Dicas para levantar a autoestima

Cada dia tenho mais certeza de que os problemas com a autoestima são um mal da sociedade moderna que trabalha com a ditadura da beleza, ânsia pelo poder, pelo *status* social e demais coisas que definitivamente não são fáceis de conquistar.

Sempre nos achamos mais feios do que vemos nas capas de revistas, menos ricos e poderosos do que gostaríamos de ser e até mesmo quando temos tudo isso, nem sempre acreditamos em nossas conquistas e mesmo assim sofremos com um soco na autoestima.

Tudo isso porque acreditamos que a autoestima é garantida a partir de coisas fúteis e materiais, não a partir de um equilíbrio e uma felicidade interna que independem disso.

Não importa a sua realidade de vida, na modernidade de hoje em dia, é raro a pessoa que bonita ou feia, gorda ou magra, rica ou pobre, não tem parte da sua autoestima abalada. A gente pensa que autoestima tem a ver com conquistas mundanas, mas nem sempre tem. Ela vem de dentro para fora e ao mesmo tempo em que é possível ver aquela pessoa que você considera "pouca coisa" se sentindo o ser mais incrível de todos, é possível encontrar aquela pessoa que você daria tudo para ser como ela com a autoestima mais detonada do que buraco de espinha.

A boa notícia é que não é porque você sofre desse mal que você terá que ficar choramingando pelos cantos, pensando que a vida de todo mundo é boa menos a sua, e pior do que isso: que você não é merecedor de muita coisa que, caso tivesse um pouco mais de autoestima, saberia que merece isso e muito mais.

Se estar com esse equilíbrio em dia é um fator básico para a sua felicidade, vamos pensar em algumas dicas simples, mas que são capazes de fazer mudanças positivas na sua vida. Algumas dessas dicas são fúteis? Sim, e isso acontece devido ao fator psicológico que muitos têm de só conseguirem alcançar o interior (que é o que realmente importa) depois de terem conseguido tocar algo externo. A explicação para isso é complexa, porém, desde que você chegue ao fim, que é ter a sua autoestima de volta, vamos recorrer a todos os tipos de estratégias possíveis. =)

Tenha um hobby: fazer algo que você gosta e ter o seu tempo de lazer é fundamental não só para você ficar mais leve e feliz, como também para conseguir o seu objetivo. A sua cabeça também precisa de descanso e de coisas lúdicas, até porque a ciência já diz que um hobby melhora de forma considerável o nosso rendimento em outras áreas. Porém, não seja malandro, o tempo do lazer não pode durar o dia inteiro, mas sim o suficiente para aliviar. Se o hobby for algo que envolve atividade física melhor ainda, porque assim fora você ficar com o corpinho em dia, as atividades ajudarão a combater ainda mais o estresse, a ansiedade e a depressão. Tudo de bom, né?! Enfim, se você só trabalha, trabalha, trabalha e tem responsabilidades, fica mesmo difícil ficar de bem com você mesmo. Você seria tipo o seu chefe chato, só que para você mesmo...

Sinta-se bonito, porém, não exagere na dose: perfeito você não é, e bem como todos nós, nunca será. Não seja um maníaco por aparência pensando que por mais que você se embeleze ao máximo você nunca estará bem, apenas faça o seu possível para se sentir cada vez melhor. Não exagerar nas guloseimas, manter o cabelo sempre bem cuidado ou deixar a barba feita, no caso dos homens, já é um primeiro passo para não ficar no desleixo e ir cuidando cada vez mais de outras coisas na sua aparência. Se o desleixo acostuma, ficar bonito também acostuma, é tudo uma questão de hábito, pode acreditar! Como disse na introdução deste capítulo, o lado externo não é o seu fim, mas se você se sente melhor o usando como meio, se sinta à vontade para se embelezar!

Aprenda com os erros: Tem gente que erra, se vitimiza e começa a se achar a pessoa mais fracassada do universo, pensando que nunca alcançará os objetivos tão sonhados. NÃO É PORQUE VOCÊ ERROU UMA VEZ QUE NÃO ACERTARÁ DAS PRÓXIMAS. Muito pelo contrário, saber lidar com os erros é uma questão de sabedoria, visto que ficará de lição para não repeti-los mais. É como matemática, você se bate e morre de raiva até saber reconhecer a fórmula, depois você vai lá e arrasa! É só uma questão de ter paciência, estratégia e observação que inevitavelmente você acabará descobrindo o jeito certo. É como tudo na vida e isso faz parte da receita de qualquer vencedor que, ao contrário do que muitos pensam, muito provavelmente também não acertou a fórmula de primeira.

Imponha os seus limites: Aqui não é uma questão de ser arrogante, mas sim de respeitar a si mesmo. Aprenda a dizer "não" e aprenda também a não fazer o que não lhe agrada ou machuca. Deixar que as pessoas façam o que bem entender com você não o fará parecer mais legal e ainda por cima funcionará como um atropelo na sua autoestima. Você não pode e nem deve ser mal-educado com elas, mas você precisa impor limites. Do contrário, acabará aceitando fazer algo que não quer e depois se remoerá por dentro. Não vale a pena.

Cultive amizades: Faça questão de sempre manter por perto pessoas com quem você possa se abrir, desabafar e até mesmo pedir conselhos, mas não se esqueça da sua amiga "virtual" aqui também, hein?! Bons amigos são como uma família que estará com você para o que der e vier, que ajudará a se levantar na hora do tombo e que evitará que você faça certas cagadas quando estiver se sentindo por baixo. E o melhor: você poderá dividi-los e nem será chamado de corno por isso, e também poderá juntar todo mundo e nem será Swing!

Valorize as suas qualidades: Todo mundo tem defeitos, mas também temos muitas qualidades. Não seja tão duro consigo mesmo e não repare apenas na sua barriga saliente ou no seu mau humor.

Uma dica: Não caia na burrada de muitos ao se esquecer dos amigos quando começar a namorar e só se lembrar deles quando tiver levado um pé na bunda. Isso não é coisa que se faça com um amigo de verdade.

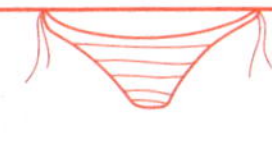

Repare também na sua criatividade e na sua linda boca (essa parte ficou pura sensualidade, eu sei!). Não se critique por ser tímido, mas lembre-se do seu talento nas artes, e por aí vai. Parece bobo, mas mudar o ângulo que você olha as coisas é capaz de fazer milagres. Eu mesma faço isso todos os dias e tem funcionado.

Sonhe: Com o passar dos anos e com a chegada da idade tendemos a ficar cada vez mais pessimistas com a vida, dando à nossa cabeça muito mais tempo para pensar em coisas ruins do que para sonhar. Sonhe que você conseguiu comprar a sua casa nova, sonhe que você está mais bonito, sonhe com uma plateia recebendo e aplaudindo você por algum grande feito, enfim, sonhe com o que você quiser, porque sonhar é de graça e sem limites. Sem contar que o sonho é o primeiro motivador para você pode colocar algo em prática. Se você está com uma cabeça boa, você tende a fazer coisas boas, e inevitavelmente uma coisa acaba atraindo a outra. Isso se chama lei da atração, da ação e da reação, ou como você quiser chamar.

Por fim, tenha planos para o futuro e mãos à obra: Sonhar é bom, mas trabalhar também é. Tudo bem que o caminho nem sempre é tranquilo e muitas vezes é um saco ter que acordar cedo ou ter que terminar um trabalho que não lhe deixa assistir ao seu programa preferido. No entanto, temos que admitir que existem poucas sensações melhores do que ver o resultado positivo do nosso trabalho. Começar e terminar algo é essencial para você saber que é capaz de ir para o próximo desafio e servem como motivadores para você continuar lutando. Isso funciona igual musculação: no começo dá preguiça, mas depois que começa a ver os resultados você pensa em colocar mais pesos e melhorar ainda mais a sua performance. Você só precisa sair do ciclo vicioso do ócio, QUANDO VOCÊ OPTA PELO FÁCIL DEMAIS POR ACREDITAR QUE ESTÁ NO LUCRO, VOCÊ DEIXA DE PERCEBER QUE ISSO É APENAS UMA PEGADINHA QUE ATRAPALHA A CHEGAR AO SEU OBJETIVO FINAL.

Dicas para sentir menos insegurança

Você é daquelas pessoas que não consegue deixar de sentir insegurança? Aqui vão algumas dicas para melhorar essa situação.

Tenha não só amigos, mas pessoas que fazem parte da sua "tribo", por assim dizer: Estar com pessoas que tem a sua linha de pensamento inevitavelmente dará mais segurança, já que assim você se sentiria mais acolhido, com pessoas as quais você saberia que poderá recorrer para debater, e que justamente por estarem na mesma tribo e terem a mesma linha de raciocínio que você, terão mais chances de entender as suas inseguranças. Se você encontra pessoas com certa tolerância a você, fica mais fácil inclusive de se conhecer e de se organizar melhor, visto que em um ambiente aconchegante não se sentirá sozinho no mundo e tirará o melhor de você.

Sinta-se bem: O importante é sentir isso, não necessariamente ser bem-sucedido aos olhos de todo mundo, até porque ninguém agrada a todos. Se você se sente bem, dificilmente alguém o abalará, e se alguém ousar a dizer algo negativo sobre a sua pessoa, será mais fácil dizer que é inveja, do que ficar triste por isso (risos). E SE POR ACASO A PESSOA DISSER ALGO QUE VOCÊ SABE QUE É VERDADE, CERTAMENTE NÃO SERÁ O SUFICIENTE PARA VOCÊ SE ABALAR, mas sim correr atrás do prejuízo, até porque você se sentiria forte e capaz, e veria esse empecilho apenas como um detalhe a ser moldado no diamante que você já é e que certamente não influenciará no seu brilho geral.

Baixa autoestima e insegurança: duas primas primeiras que constantemente são confundidas e que são agregadas por aqui.

Pense em coisas que provam o contrário do que o seu lado pessimista diz que você é: Se você se considera uma pessoa feia, tente se lembrar das vezes em que as pessoas falaram o quanto você é atraente, ou pelo menos charmosa e/ou inteligente etc. Se você se acha uma pessoa "burra", lembre-se das vezes em que você tirou a maior nota da turma, e demais coisas que fazem você ver que não é ruim como pensa, e que ao contrário disso, pode ser cada vez melhor, até porque a minoria das pessoas que são bonitas nasceram assim, e, por sua vez, a maioria das pessoas que são tidas como inteligentes estudaram muito para isso. Se muito do que é tido como uma qualidade nas pessoas elas conseguiram com esforço, por que com você seria diferente?

Escreva, ou se preferir, pergunte para pessoas amigas os seus pontos positivos: Isso parece tarefa de creche, né? Mas funciona e provará mais uma vez o quanto você é bom em muitas coisas que você nem se dava conta devido a tanta negatividade que está instalada em você. Com essa experiência poderá descobrir pontos positivos que nem se dava conta de que tinha de tão inerente e parte do seu dia a dia que eles estavam. Eu mesma tenho uma amiga que só descobriu que era bonita e boa de papo quando eu avisei, porque até então ela se via de uma forma completamente diferente disso. Não adianta, tem coisas que outras pessoas veem melhor que a gente. Essa lógica seria como se dar conta de que o seu chocolate é bom quando o tio que é dono de uma indústria de chocolate finos adora comer os seus. É claro que o ideal seria que você mesmo conseguisse perceber os seus talentos sem precisar recorrer a terceiros, porém, se você está inseguro e com baixa autoestima, concorda que essa é uma boa saída para quem simplesmente não consegue mais se ver com clareza? Só cuidado para não pedir opinião para um amigo da onça, nem para um amigo puxa saco demais: prefira os sinceros. Sabendo que você tem muitas coisas boas, será questão de pouco tempo para se estimular e querer ser cada vez melhor.

No fim, o clichê não menos importante é que muita gente gostará de você bem do jeitinho que você é, e que tem chinelo velho para todo pé cansado: Tem gente que gosta de gente bonita, tem gente que gosta de gente inteligente, e tem gente que gosta de gente assim como você! Vai de cada um e você só precisa saber disso. Se todo mundo gostasse do vermelho, que saco seria para essa cor que nem poderia respirar porque teria todo mundo enchendo o saco dela, e que triste seria para o azul que por sua vez não teria ninguém querendo saber dele, né? A variedade faz parte da graça da vida, então, valorize o que a outra pessoa só encontraria em ninguém menos do que você mesmo, todo tortinho e cheio das imperfeições, mas sem igual.

Muitas vezes o ciúme está ligado com a insegurança, então, não deixe de ler o texto com dicas para sentir menos ciúmes presente neste livro!

Dicas para superar a timidez

Se você acredita que a sua timidez é a grande vilã por você ter sentimentos de impotência como insegurança e baixa autoestima, bolei algumas atitudes que acredito que quem quer sair dessa deveria tomar. Anote todas no caderninho!

Saiba que você é o grande – para não dizer exclusivo – responsável pelas mudanças na sua vida: Uma das características que mais vejo nas pessoas tímidas é que, justamente por assim serem, acabam ficando acomodadas e esperando que todas as inciativas do mundo partam das outras pessoas, e quando isso não acontece, a pessoa tímida se decepciona por isso. Por exemplo, é comum um tímido querer conversar, porém, como não consegue tomar a iniciativa, fica triste, e até mesmo com raiva porque as outras pessoas não quiseram falar com ele e acabou ficando sozinho e deslocado do ambiente. Nesse caso, se lembre de que nem sempre as pessoas conseguem adivinhar que você quer conversar com elas, e muitas podem inclusive pensar que você está calado não porque está com vergonha de puxar assunto, mas sim porque não quer papo, não quer se envolver. No fim, muitas acabam optando por simplesmente não conversar a fim de deixá-lo em paz para curtir o seu momento sozinho, como muitas acabam pensando que você quer curtir. Sendo assim, se você quer que algo aconteça, quem tem que fazer é você. Pode ser com o seu jeitinho tímido e de poucas palavras, mas faça assim mesmo porque nessas horas mostrar sinal de vida é melhor que não fazer nada. Do contrário, se ninguém tomar a providência que esperava, você não pode ficar chateado por isso. Se você que é o

Outra grande vilã para as pessoas que sofrem com problemas de baixa autoestima e insegurança é a timidez, que costuma receber grande parte da culpa vinda de pessoas que dizem que não conseguem evoluir na vida por causa dela.

maior interessado não procurou se virar, a outra pessoa teria que se virar por quê?

Procure por pessoas que façam você se sentir mais à vontade quando está perto: Para facilitar um pouco nessa iniciação da vida social, nada de tentar um primeiro encontro no meio de pessoas desconhecidas, tal como amigos do seu namorado(a) que você nunca viu na vida. De início e a fim de que você se habitue, tente sair apenas com a pessoa que você está se envolvendo e, se for para ter mais gente, que tenha mais amigos seus do que dela. Depois você vai aumentando o número de pessoas assim como você vai aumentando os pesos na academia à medida que você for se adaptando. SAIR COM QUEM FALA MAIS DO QUE VOCÊ TAMBÉM É UMA ÓTIMA PEDIDA, já que aliviará e muito a questão do assunto (e da falta dele!).

Tente ir para um lugar que você acha que se libertaria mais: Assim, se você acha que fica mais soltinho pós-bebida e ao som de uma boa música, uma baladinha seria o ideal. Ou se só a bebida bastaria, por que não um barzinho? Só cuidado para não mamar demais e piorar a sua situação. Se você acha que ser tímido é chato, você não pagou para ver como ser bêbado é muito pior. A propósito, quem é que acha bêbado legal? Só se for outro bêbado!

Nunca se coloque abaixo da pessoa visada: nada de achar que a pessoa em quem está interessado é melhor que você porque isso só o deixará com mais medo, mais complexado e ainda mais tímido. Lembre-se sempre de que você tem qualidades que ninguém tem e que esse negócio de idolatria é coisa que você fazia quando era criança. Agora você cresceu e não precisa mais acreditar que outras pessoas são melhores que você só porque as admira. Cada um com as suas qualidades e fim de papo.

Faça sempre o seu melhor e confie nisso: nada de ficar pensando demais sobre cada passo que você dá, se perguntando se será bem visto ou não se fizer tal coisa, se tal atitude soaria ou não ridícula etc. Faça o que você acredita ser o certo e pare de ficar pensando além do necessário para tomar uma decisão. Indecisão e medo demais fora limitar, tira toda a sua naturalidade e ainda acabam fazendo com que você pareça artificial e infantilizado, características que nunca causam boa impressão. Cadê o charme de uma pessoa que tem medo até de respirar?

Por fim, tente não sobrecarregar as suas vontades e atitudes como casos de tudo ou nada: Lembre-se de que, por mais que você esteja muito a fim de conquistar algo ou alguém, ficar pensando nisso como "a única oportunidade de vida" só aumentará as suas chances de fazer besteira, visto que todos nós sabemos que nervosismo e excesso de expectativas só atrapalham no bom desenrolar da história.

É isso aí minha gente. Aqui termina o meu livro! Porém, calma que tem bônus surpresa! Como amo muito vocês e tomei o meu chá da alegria hoje, resolvi fazer um bônus por aqui!

Para ser mais específica são dois bônus: um para os bigodes, outro para as calcinhas! Não que mulher não possa ter bigode, e homem não possa usar calcinha, mas vocês me entenderam (risos).

Como já tinha avisado na introdução deste livro, grande parte dele serve para ambos os sexos, porém, nesses bônus resolvi colocar coisas mais específicas para cada um! Aproveitem e não se esqueçam de me encontrar nas redes sociais!

Beijo no coração de vocês e que a gente possa se encontrar muitas vezes por aí!

ESPECIAL PARA AS CALCINHAS

Uma seção feita para as mulheres pensarem na evolução sexual e no seu direito de escolha.

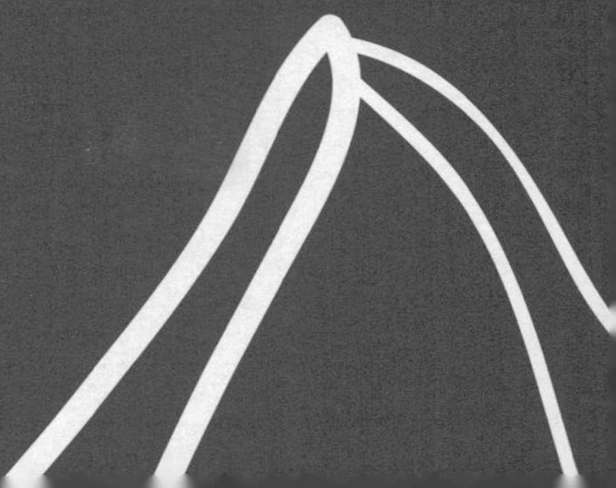

A modinha da mulher descolada e moderna: não tem nada mais cafona do que isso

Tem gente que acha que a mulher moderna tem que ser a mulher que vai contra, muitas vezes forçadamente, à mulher do passado. Esse novo exemplar feminino não tem "mimimi", não tem problema com sexo, faz o que quiser quando der na telha e pode dar até o buraco do ouvido se ela tiver vontade. Afinal de contas, hoje os tempos são outros e ela tem os mesmos direitos que os homens.

Mas será que essa é realmente a mulher moderna? Bem, eu chamaria de "Maria vai com as outras" mesmo. Mulher modinha, mulher que quer parecer autêntica e liberal enquanto na verdade ela quer ser tão aceita, que topa algumas paradas duras só para não ser tachada de mole, antiquada.

No passado "a moda" era ser virgem e aí todo mundo segurava a periquita para ver se pescava um marido, mas agora que casamento para a vida inteira está ficando cafona e a moda é liberar geral, temos duas consequências: é claro que as que já queriam dar mesmo se sentem felizes e aliviadas com essa grande mudança, porém, acreditem se quiser, ao mesmo tempo, tem muita mulher que sofre com isso por ainda se identificar com a mulher do passado, seja por afinidade sincera ou porque ainda não conseguiu desligar o botão da quietinha e ligar o da descolada.

Não raramente, esse tipo de mulher acaba se forçando a liberar antes do tempo que seria realmente o tempo dela só para não ter que ouvir algo como "nossa, mas que machista antiga você, parece até que não gosta de sexo!". Muita gente vai pensar: "Se não quiser dar não dê, oras! Não precisa de tanto alarde", mas vocês sabem que QUANDO UMA

PESSOA QUER SER ACEITA A PERSONALIDADE E VONTADE PRÓPRIA NEM SEMPRE FUNCIONAM TÃO BEM ASSIM.

Tem gente que acha que mulher que não sai liberando quando quer é falsa moralista – ou então é frígida mesmo –, mas não, não é porque ela não tem a sua facilidade que ela não é sincera e não é porque ela não quer transar só por instinto que ela está retrocedendo no tempo ao seguir padrões machistas de comportamento.

Não é toda mulher que consegue – ou até mesmo quer – fazer parte dessa grande mudança comportamental sexual, até porque, o que impede ela de querer ser moderna na hora de trabalhar e ganhar o seu próprio dinheiro, mas na hora do sexo achar importante conhecer melhor a pessoa que ela vai transar por não acreditar que apenas o tesão basta?

A propósito, tem gente que acha que mostrar os seios na rua faz parte do protesto para reforçar a liberdade sexual das mulheres. Nada contra quem mostra os mamilos, até porque também sou daquelas que acham que peito de homem não tem lá grandes diferenças com o da mulher, mas uma coisa é fato: mostrar peito, bunda e dar para geral nem sempre significam liberdade. LIBERDADE É VOCÊ FAZER O QUE O SEU ÍNTIMO REALMENTE GOSTARIA DE FAZER, NÃO SÓ PARA POLEMIZAR A SOCIEDADE E IMPOR ALGO QUE MUITAS VEZES NEM VOCÊ MESMA ACREDITA. A propósito, você realmente acredita que homens e mulheres são iguais?

Queridas mulheres que querem extravasar e gozar muito por puro prazer e por realmente serem assim, vocês têm o meu respeito independentemente do modo de vida que escolhi ter, porque vocês são o que eu admiro: SINCERAS COM SUAS VONTADES.

O que eu não admiro são as mulheres que não buscam a modernidade dentro do próprio limite e se intimidam com pessoas (homens?) que gostam de usar as conquistas femininas para manipulá-las – mesmo que inconscientemente e sem malícia aparente – a fazer o que eles querem.

"Você não lutou tanto pelos direitos iguais? Você não gosta de sexo? Se você gosta, então por que você não transa comigo agora já que queremos a mesma coisa?"

Meu amigo, EU LUTEI PARA PODER FAZER O QUE QUERO FAZER, E NÃO O QUE VOCÊ QUER QUE EU FAÇA. Se eu quero seguir o passado nesse ponto, esse também é meu direito.

Não confundam machismo e mente fechada com personalidade e gosto pessoal. Não é porque está na moda usar laranja que ninguém prefira o bom e velho preto. Quem foi que disse que para ser moderno precisa jogar fora tudo o que o antigo dava?

As diferenças não devem ser motivos para discriminação e forçar a barra, mas sim devem ser boas no sentido de darem novas possibilidades e abrirem o nosso campo de visão – o que não significa que você perderá o seu direito de escolha ou não possa misturar isso na forma que mais lhe agradar.

A modernidade deveria ser encarada como um mercado: temos muitas possibilidades e produtos, produtos esses cada vez mais inovadores, mas no fim É VOCÊ QUEM DECIDE O QUE COMPRA e nada impede de colocar no mesmo carrinho a marca de margarina mais nova do mercado enquanto só compra o sabão em pó da marca mais antiga, aquela do tempo da sua avó. A sociedade tenta vender, mas a preferência é do cliente e ele compra o que quiser.

Mulher moderna é aquela que faz o que gosta de fazer, mas não porque ela sabe que se fizesse diferente a chamariam de mulher "mimimi", mas sim porque ela realmente quer fazer. Ninguém precisa dar de primeira ou até mesmo dar os fundilhos no meio da rua para se mostrar uma mulher não machista, até porque, ironicamente, se você estiver fazendo isso contra a sua vontade, definitivamente você não será diferente da mulher do passado ao fazer justamente o que a sociedade espera de você: que você obedeça padrões impostos que nem sempre fazem sentido para você.

No fim, dando ou não dando, virgem ou safadinha, a mulher moderna nada mais é do que aquela que faz o que acredita ser bom para ela, é aquela que não quer prejudicar o outro, mas também não quer se prejudicar.

Se você obedece sem vontade, você integra a boiada que ensina que os homens são iguais às mulheres, e nisso, sem que você perceba, acaba fazendo tanto o que gosta, quanto o que abomina nos homens na tentativa frustrante de provar ser igual a eles. Homens e mulheres seriam realmente iguais? Um homem não é como outros homens, uma mulher não é como outras mulheres. A igualdade e liberdade deveriam ser só no direito de escolha, porque de resto definitivamente não tem como comparar.

O que os homens esperam de uma mulher na cama?

Este texto falará da parte sexual, a sentimental fica para outras áreas do livro. Qual é a mulher que não quer agradar um homem na cama e quer que ele fique literalmente atiçado toda vez que se lembrar dela? Todos nós queremos causar uma lembrança positiva nas pessoas, e como nós mulheres sabemos que o quesito sexo é algo que agrada e muito os homens, nada como ler umas dicas a respeito desse assunto e arrasar ainda mais do que você já arrasa!

Ah, e é claro que eu andei sondando a homarada para escrever essas dicas!

Nunca abra mão de estar com uma lingerie bonita: Como sabemos, homens são extremamente visuais. Se eles assim são, estar com os trajes íntimos bonitos e em bom estado com certeza provocará uma boa impressão. Você não precisa usar uma lingerie saída direto do sex shop ou de um filme pornô, pode ser um conjunto normal mesmo, desses de calcinha e sutiã que você usa no dia a dia, mas tem que ser bonito e estar em bom estado. Nada de lingerie furada ou com aquele amarelão manchado nos fundos, né? Na verdade, até para você mesma nunca é bom estar com peças nesse estado, primeiro para você se sentir bem, e depois que vai que você é pega desprevenida? É bom já estar sempre preparada para uns amassos!

Só tome cuidado com uma coisa: você pode ser boa de cama, mas fazer com que um homem a ame apenas por causa disso são outros quinhentos. Então, nada de acreditar no mito de que mulher segura homem pela cama que você cai do cavalo, porque se fosse assim todas as safadas do mundo estariam casadas e com homens aos pés delas.

Curiosidade: Uma vez conversei com uma vendedora de lingerie e ela me disse que a cor branca é a que os homens mais compram para dar para as suas mulheres, e infelizmente, para as suas amantes também. Então fica a dica!

Esteja cheirosa: É claro que bom cheiro agrada a todos, MAS mulher cheirosa está na lista dos cinco atributos fúteis mais atraentes em uma mulher na visão de qualquer homem. Só não vá usar aqueles perfumes enjoativos com cheiro de creme ruim, porque entre isso e não usar nada você certamente ficará mais cheirosa não usando nada.

Não seja uma múmia na cama: Você não precisa ser a rainha do sexo, mas qualquer homem espera o mínimo de atitude de você. Sugira posições, se movimente, tome alguma atitude na cama, mexa-se! Acredite, não tem coisa mais broxante para um homem do que ter que ficar decidindo tudo sem nem saber se você está gostando. Mulher ativa na cama é tudo de bom! Deixe de vergonha e tome coragem para inovar, até porque, cá para nós que é muito mais vergonhoso uma mulher que não sabe fazer nada e parece estar brincando de "múmia frígida" do que uma que tem atitude.

Não entre muda e saia calada: Homens adoram ouvir uma palavra quente na hora do sexo, mas isso é aconselhável apenas se você tiver a personalidade e tendência para tal coisa. Não vá falar palavras forçadas, porque isso sim é broxante. Eu citaria um exemplo de palavras aqui, mas deixe para lá porque isso você já sabe! De qualquer forma, se você falar algo e perceber que o homem não gostou, é só não falar mais. Mas digo por experiência própria: é raro o homem que não gosta disso! É claro que tudo tem que estar no seu devido contexto, pois é como disse, se for forçado aí sim broxa. A dica é fácil, se sentir vontade fale, se não sentir não fale. Só de não se privar será um ótimo termômetro. Se ele fizer cara de assustado, aí coitado dele que não sabe o que é ver uma mulher tão louca na cama que chega uma hora que nem ela sabe mais o que está falando!

Sexo oral: Essa é tipo dica infalível, que não tem homem que não goste! Inclusive o primeiro motivo que muitos homens alegam que os leva a trair é procurar sexo oral na rua quando a mulher não faz o serviço em casa! Bem, se o homem não for tão íntimo seu e for apenas uma transa primária, é mais válido pensar na sua saúde do que em agradar, porque sexo oral é bom, mas tem riscos de transmissão de DSTs. Sem contar que se o homem mal a conhece e tiver bom senso, ele saberá que você não fez o agrado não porque não gosta, mas porque ainda não conhece bem a procedência. E eu no lugar dele lhe daria mais pontos positivos com isso e pensaria "eu adoro sexo oral, mas pelo menos ela cuida da saúde dela e é bom saber disso!". De resto, se for seu parceiro e você já conhecer bem o corpinho dele, caia de boca! E não estamos falando de pedaço de pizza aqui.

Não regule tanto em caso de vocês já serem íntimos: Homens odeiam mulheres que para transar sempre tem um monte de "porém". O lugar não está apropriado, nunca pode "dar uma rapidinha", nunca transa sem estar impecavelmente depilada, ou nunca pode fazer nada quando acorda (para esse caso, chame um bom chiclete, ou de preferência, acorde um pouco antes, sem que ele perceba, se escove e volte para a cama. Do estilo naturalmente Diva!). Você não precisa fazer isso sempre, mas facilitar a vida uma vez ou outra é algo plenamente possível, e ele certamente irá adorar. Se vocês não forem íntimos, aí a história é outra e você não só pode, como deve pesar os prós e contras de ir para a cama com ele. Aí já não seria regular, mas sim a necessidade de conhecer melhor o lugar que você pretende pisar.

Não espere ele procurar: Todo homem gosta de mulher que demonstra interesse em transar com ele, de mulher que gosta da coisa e não precisa ter que sempre fazer uma negociação interminável para conseguir transar com ela. Não deixe para fazer apenas quando ele procurar, e não exija sempre um contexto que tenha que partir dele. Tome um pouco do papel do que é comumente imposto ao homem, tome a iniciativa e veja como ele irá adorar.

Por fim, tem também a questão do sexo anal: A mulherada já está cansada de saber que eles amam. Porém, você já deu uma pesquisada sobre possíveis malefícios que o sexo anal pode causar? A polêmica é grande e parece não haver ainda um consenso sobre até que ponto ele faz ou não mal, porém, mesmo assim vale a pena pesquisar mais sobre o assunto antes de decidir se você distribui ou não o seu botãozinho por aí!

Você é daquelas que adora um bom sexo, mas só se for com amor? Ou seja, para liberar você precisa notar o mínimo de sentimento envolvendo vocês? Então você é das minhas e veja algumas dicas que facilitarão saber se o bofe só quer fazer uma refeiçãozinha grátis, ou se quer levá-la a sério! É claro que nada é 100% garantido, mas essas dicas já serão uma mão na roda para ajudá-la a decidir se você libera ou não a sua pipoquinha.

Como saber se o homem que estou a fim na verdade só está me enrolando e não quer nada sério comigo?

Levando em consideração a ansiedade que muitas mulheres têm em saber se estão (ou não) sendo enroladas, fiz outra pesquisa de campo com alguns homens, perguntando o que eles costumam fazer quando não estão levando uma mulher muito a sério e só querem passar a régua mesmo. Eis o resultado agregado à minha opinião e conselho pessoal, claro!

Pistas – ops, vacilos – em comum que eles costumam dar:

Ele (praticamente) só a procura para sexo: Quando você fica com um carinha e dificilmente ele fica com você que não seja com a intenção de sentir o seu corpinho nu, tem grandes chances de você não servir para muito mais do que isso. Se ele nunca a chama para conversar, nunca a chama para ir ao cinema, e quando convida para sair é só para ter um papo literalmente íntimo, já fica claro que a sua petequinha tem muito mais valor do que a sua companhia para ele. Mas calma que pode ser pior do que só chamar para comer você. Sempre dá para piorar.

Depois que ele consegue o que tanto queria, constantemente dá um jeito de se mandar: Se depois que você deu o que ele tanto queria, ele não pareceu muito interessado em permanecer com você depois que teve sua necessidade atendida – ou se só ficou literalmente para dormir, seja por causa do sexo ou porque não tinha

> **Obs.:** Ler mensagem corporal e de atitude é tudo minha amiga!

mais ônibus para voltar para a casa – já é mais um sinal de que não rola muito sentimento nessa história.

Ele coloca muitos "poréns" no relacionamento: Quando tudo para ele parece difícil, tudo tem uma complicação, como não tem ônibus para ir ver você, está difícil de pegar um carro, táxi está caro, a pé cansa etc. é hora de se ligar que provavelmente ele não está disposto a fazer nenhum sacrífico maior por você. Quem quer dificilmente coloca tantos obstáculos e muitas vezes chega até a omitir certos problemas para não pagar de chato e dar um jeito de vê-la. Quem está na sua costuma fazer de tudo para conseguir ter a sua companhia: "Eu, ocupado? Que nada, tudo bem que tenho prova na terça, mas logo em seguida vamos marcar algo". Quem quer se vira e faz a madrugada virar dia.

Fala que não liga se você ficar com outros: Essa é terrível e tem homem que faz! Se ele começa a ficar com aquele papo de que não se importa se você não fica apenas com ele e o que importa é quando vocês estão juntos, ou ele é uma exceção à regra, ou então ele não dá muita importância para você além da ideia de que "desde que você faça o serviço bem feito enquanto estiver com ele, tudo bem você ficar com outros". Muito desapego para um homem que está a fim, né? Fora isso soar muito estranho, não deixa de ser uma forma de dizer que ele também pode ficar com outras. AGORA, SE ELE NÃO GOSTA QUE VOCÊ FIQUE COM OUTROS, MAS MESMO ASSIM FICA COM OUTRAS, ele continua não estando muito a fim de você, com a adição de que ele é um machão egoísta sem noção! Isso de dividir a marmita só funciona em relacionamento liberal e olhe lá. De resto parece pouco caso mesmo.

Ele a troca facilmente por outros programas: Se ele sempre tem um encontro marcado com os amigos, com a empresa que trabalha, ou seja lá o que for e sempre tem que deixar vocês para segundo plano, é sinal de que você não é prioridade, mas sim opção em caso de necessidade. Eu sei que tem homens que reclamarão dessa afirmação, falando que não tem tempo mesmo, que trabalham, que não tem culpa se para a mulher sobra tempo (ou se ela é desocupada) e para eles não. Essa desculpa não cola: como dito anteriormente, quem quer arruma tempo e toda mulher que já teve um homem apaixonado por ela sabe disso.

Desmarca muitos compromissos: Se você finalmente consegue marcar um encontro e não raramente ele desmarca com aquela desculpinha esfarrapada, do tipo "o meu peixe teve dor de barriga", aqui entra mais uma vez aquela ideia de que quem quer dá prioridade, nem que seja para marcar de vê-la logo depois de ter resolvido o problema. Tudo bem que nem sempre podemos ir a tudo que marcamos, mas se você já o vê pouco e/ou ele faz isso com frequência, já é algo a se desconfiar. Sem contar que se ele desmarca e mesmo assim não faz questão de remarcar imediatamente, já fica mais uma bandeira de que ele só a procura quando sobra tempo e não quando ele arruma tempo. E você não nasceu para ficar com as sobras, certo?

Não faz questão de agradar: Mesmo um homem durão sempre dá um jeito de agradar. A diferença será basicamente apenas se ele vai mandar flores, ser um bom ouvinte, ou alguma outra demonstração de carinho. Cada tipo de homem demonstra interesse de algum jeito. Agora, se pouco ou nada que você faz e/ou fala surte interesse da parte dele em ajudar e/ou agradar, é porque ou ele não está muito preocupado em causar boa impressão, ou está pensando apenas nele. E nenhuma dessas opções é legal.

Ele some direto: Celular que acaba a bateria (ou que ele esqueceu em algum lugar), mensagem que não chega ou não é respondida, mãe que atende e fala que ele foi à casa de um amigo, mas não sabe qual é, são sempre alertas vermelhos de que ele está muito escorregadio para quem quer algo sério. Paquera estilo bagre ensaboado não dá.

Final de semana é sempre uma incógnita: Essa é fatal! Se o seu pretendente constantemente some em final de semana aí tem coisa, ou ele está com outra(s) ou caçando outra(s) ou está fazendo algo que você não pode saber. Final de semana é hora de ver se o cara aparece. Se ele não aparece provavelmente é porque está valendo mais a pena perder tempo com outras coisas do que com você. Tendo em vista que o final de semana é quando 90% das pessoas tem tempo de se encontrar, se nunca sobra tratamento de primeira para você nesse meio tempo, é porque aí tem coisa. Cuidado até para não trombar com ele na mesma festa do final de semana que de última hora você resolveu aparecer e não se surpreenda caso o encontre de mãos dadas com uma mulher estranha tomando sorvete no shopping, todo folgadão curtindo "o findi" com ela. Aí mais uma vez você sobrou.

ESPECIAL PARA OS CUECAS

Esta seção foi feita exclusivamente para vocês, mas não pensem que vou passar a mão na cabeça. Isso só acontecerá quando for necessário.

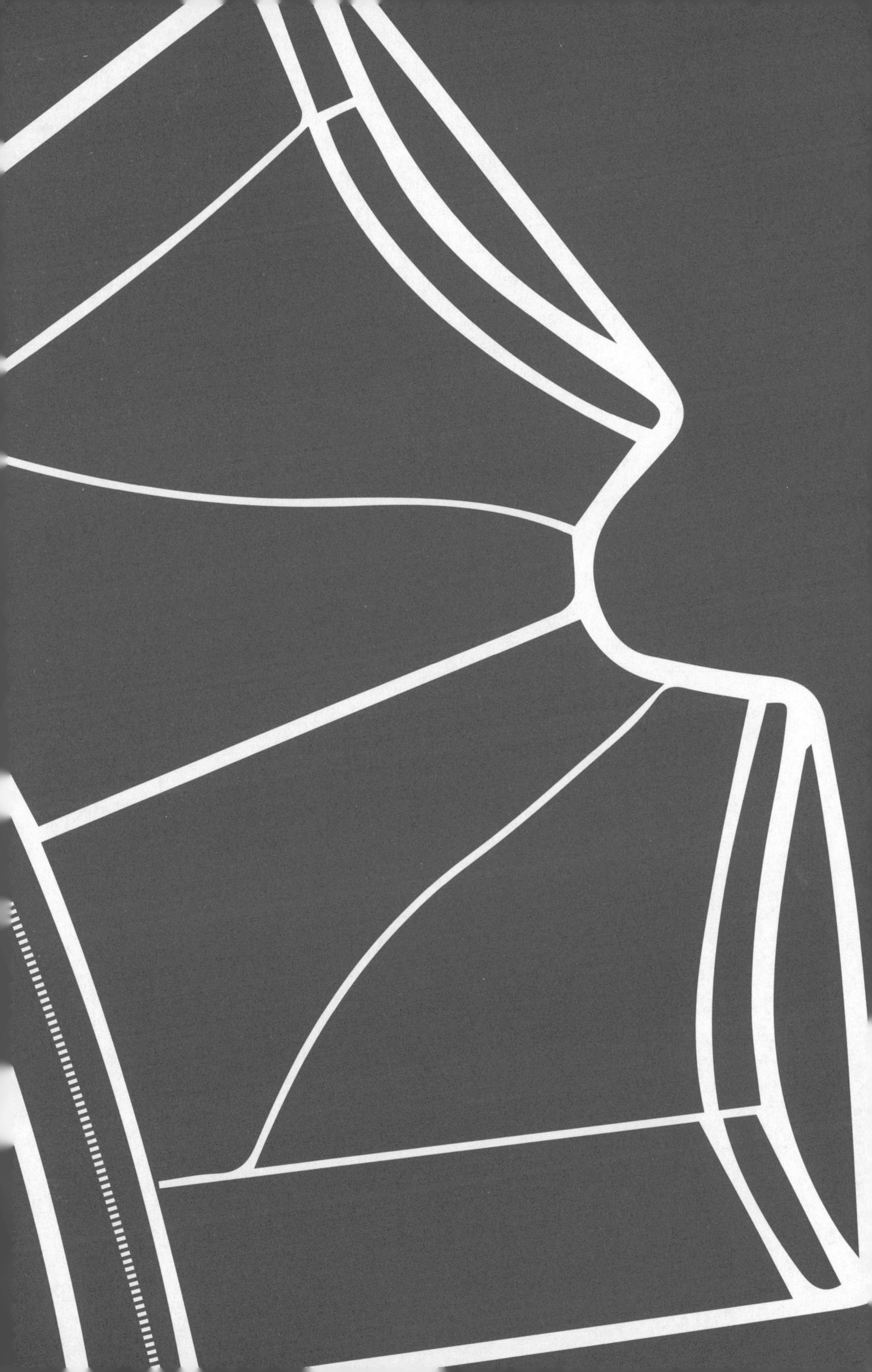

Queridos homens, garotos, meninos, Ricardões, machos alfas ou como vocês gostarem de ser chamados. Esta seção foi feita exclusivamente para vocês, mas não pensem que vou passar a mão na cabeça. Isso só acontecerá quando for necessário. Porém, peço encarecidamente que não me odeiem por isso! Não quero parar em um psiquiatra porque fizeram bullying comigo. É tudo para ajudar, e quando vocês enfim estiverem exalando sabor e cheios de gatinhas por perto, tenho certeza de que me agradecerão pelos tapas na bunda. Mas calma que vai rolar carinho também. Preparados?!

Ei, acorda! Você não está sozinho porque é feio ou pobre!

Este capítulo foi feito único e exclusivamente para os homens que se acham feios ou pobres e juram que o fracasso da vida sentimental deles se deve única e exclusivamente a isso. Só recomendo que abram a mente antes de lê-lo, pois de imutável já basta o corpo morto.

Desde que postei no blog uma pesquisa que dizia que mulheres preferem homens feios e de bom caráter para se casarem em detrimento dos apenas bonitos, me surpreendi com a quantidade de homens desacreditando nos resultados do estudo e que juravam que as mulheres gostam mesmo é de um bonitão.

Primeiro, me surpreendi porque não é essa a realidade que vejo: quem é que nunca viu uma bonitona com um "bagulho" e quase que separava achando que era briga?

Ok, ok, vamos ser sinceros: é claro que algumas dessas mulheres namoram esses homens por causa do poder aquisitivo deles, porém, isso está longe de ser uma verdade total. Poderia citar mil exemplos e "causos" de mulheres lindas que namoram homens feios por puro amor e cegueira, se você quiser chamar assim (o motivo desse amor pelo patinho feio vamos levantar mais adiante), mas decidi que, para esse propósito, basta informar que elas existem.

Quanto a possíveis comentários perguntando "e as mulheres, o que elas têm que fazer? Elas só exigem e não fazem nada?". Bem, este é um capítulo só para os homens, não se trata de uma luta de corda sobre as obrigações de cada sexo.

Pensei, pensei, pensei e sempre cheguei nas mesmas conclusões sobre por que eu não consigo concordar que a maioria das mulheres liga tanto assim para a aparência.

Minha primeira conclusão foi que, devido ao fato dos homens em geral admirarem muito uma mulher bonita, parece difícil acreditar que a mulher não vá fazer o mesmo com eles. Depois que, em geral, AS PESSOAS GOSTAM DE SE ENGANAR, OU ATÉ MESMO SE CONFUNDEM COM CARACTERÍSTICAS QUE DE FATO NÃO SÃO AS PIORES QUE ELAS TÊM.

Tem muita gente que acha que não consegue ninguém porque é feio, porque não tem um bom emprego etc. e atribui a essas características toda a responsabilidade para ser feliz ou infeliz no amor. Porém, sinceramente? Na grande maioria das vezes, esse tipo de atitude só serve para estressar desnecessariamente e mascarar o motivo maior por trás desse fracasso com as mulheres.

Em outras palavras: em geral, o homem feio tende a pensar que está encalhado porque é feio. O homem pobre tende a pensar que está encalhado porque é pobre, e por aí vai. Tudo bem que às vezes ele é feio e pobre de fato, porém, isso não quer dizer que os maiores problemas dele são esses. Na verdade, provavelmente não são!

Não estou desmerecendo a beleza e o dinheiro, que em maior ou menor grau, sempre serão importantes, mas sim questionando a autocrítica das pessoas. SERÁ QUE O SEU MAIOR PROBLEMA É REALMENTE AQUILO QUE VOCÊ ACHA QUE É?

Na verdade, acredito que, em geral, eles ficam encalhados devido à forma com que encaram essa realidade, ou seja, devido às consequências que esse tipo de crença trás para a vida deles.

Não adianta negar que socialmente o homem foi educado para pensar que mulher gosta de *status*, dinheiro, beleza, ou tudo isso ao mesmo tempo. Logo, se eles não têm isso e tirando as raras exceções que não se importam em estar fora desse padrão social e são felizes mesmo assim, eles tendem a ficar chateados e ansiosos, coisa que costuma fazer com que eles tomem dois tipos de atitudes: ou se isolam da vida achando que ninguém iria querê-los (se tornam antissociais ou pessoas extremamente tímidas), ou se indignam jogando a culpa no mundo ao falar que

Tenho observado muitos homens "encalhados" e percebo que a grande maioria deles está encalhada por motivos que têm pouco ou nada a ver com ser pobre ou feio.

mulher que gosta de beleza e/ou de dinheiro é puta, é interesseira, é fútil e mais um monte de coisa ruim – como se não fosse fato que, em maior ou menor grau, TODO MUNDO é interesseiro, inclusive eles!

O grande problema é que, ainda que tenham putas e interesseiras, agir com tamanha introspeção ou raiva (consequências essas que costumam vir quando eles não se sentem bons partidos e acham que sofrem preconceito por isso) faz com que esses homens aparentem ser pessoas desagradáveis (chatas) para as mulheres, inclusive para as que não são "putas interesseiras".

Ninguém gosta de homem – ou melhor, de gente – revoltada com o mundo ou com baixa autoestima. Então, muita calma nessa hora: você tem o direito de achar que a sociedade não é justa (é difícil admitir, mas nem você mesmo é justo), mas tome cuidado para não piorar ainda mais a sua situação ao agredir ou se isolar do mundo.

Ainda que ser bonito e rico soe como algo legal que, ainda que seja "socialmente feio" admitir, todo mundo deseja em maior ou menor grau, a verdade é que, no fim, AS PESSOAS GOSTAM DE VOCÊ POR CAUSA DE UM CONJUNTO DE COISAS, NUNCA POR UMA PARTE EM ISOLADO (seja essa parte fútil ou não fútil).

Ou seja, ainda que todo mundo queira ser lindo, inteligente, gostoso, rico, amado, bem-sucedido e tudo mais que esse mundo moderno prega, no fim, as pessoas aceitam muito menos do que isso para se relacionarem: BASTA VOCÊ VALER A PENA!

Ainda que eu não seja o melhor exemplar da espécie feminina para exigir aparência (na verdade, estou muito longe disso), me considero uma das raríssimas exceções que gosta (acima da média) de homem bonito, porém, já fiquei com homens considerados feios porque nem eu, que gosto de beleza, coloco ela como fundamental para ficar com alguém.

Ela ajuda? Ajuda, é claro que ajuda. Mas se você tiver outras coisas que façam valer a pena, sua falta de beleza se torna apenas um detalhe. SE VOCÊ TEM CARÁTER, SE VOCÊ TEM PEGADA, SE VOCÊ SABE CONVERSAR, SE VOCÊ PASSA SEGURANÇA, E, QUEM SABE ACIMA DE TUDO ISSO,

SE VOCÊ MOSTRA TER AUTOESTIMA E SER UMA PESSOA FELIZ COM VOCÊ MESMA, A QUESTÃO DA APARÊNCIA SE TORNA ITEM SECUNDÁRIO. Isso se a pessoa acabar nem percebendo que você é "feio", porque, a partir do momento em que você é feliz com você mesmo e seguro de si, esses requisitos reforçam a sua luz, também chamada de charme, característica essa que tenho minhas dúvidas se não é mais importante, ou até mesmo acaba se confundindo com a beleza.

Com isso quero dizer que, SE UMA MULHER NÃO FICA COM VOCÊ, CERTAMENTE NÃO É PORQUE VOCÊ TEM UM DEFEITO OU OUTRO, MAS SIM PORQUE, NO GERAL, VOCÊ NÃO VALE A PENA POR MOTIVOS QUE MUITAS VEZES VOCÊ NEM PERCEBE.

Você já parou para reparar na sua educação ou falta dela? No modo que você trata uma mulher? Se você briga por tudo? Se você é daqueles que no fundo é infeliz por viver a vida que leva e que justamente por isso acaba pesando o ambiente ao seu redor?

Por acreditar que *status* e beleza são o sonho de consumo de qualquer mulher, e por querer colocar esse gosto social em cheque, muito homem que não tem isso constantemente acaba se tornando uma pessoa grosseira, reclamona e defensiva, que se não se esconde em casa a fim de evitar interagir com novas oportunidades, xinga e ridiculariza todas aquelas que acha que não o aceitam devido aos defeitos que pensa ter (vadia, puta, fútil, e lá vai pedrinha). E nem precisa falar que é bem aí que ele dá mais um passo para o fracasso com as mulheres.

Se você é chato, feio, pobre, ou o que quer que seja e é feliz assim, acredite: ENCONTRAR ALGUÉM LEGAL SERÁ APENAS UMA QUESTÃO DE TEMPO, pelo simples fato de que provavelmente você tem luz, brilha, é feliz assim e felicidade sempre atrai.

Se por outro lado, no fundo você sabe que o seu sonho é ser bonito e rico, tente mudar isso o mais rápido possível, seja para fazer uma terapia que convença que beleza e dinheiro não são tudo na vida e que o faça realmente acreditar nisso, seja para ficar rico e bonito de fato no caso de você acreditar que só assim seria feliz.

Não importa qual é o lado que você acha que falta – se é fútil, espiritual ou o que quer que seja – não culpe as mulheres ou a sociedade pelo seu fracasso, até porque isso será apenas um estresse em vão, voltado para pessoas que provavelmente não vão mudar tão cedo. Vá atrás daquilo que você acha que atrapalha a sua luz.

"Amamos as pessoas pela segurança que elas nos passam no olhar, no caminhar e na vida. Se ela tem isso, qualquer outro adjetivo a mais é bem-vindo, mas sempre será apenas acessório."

Mulheres, ou melhor, seres humanos, se atraem por pessoas completas, bem resolvidas, e isso é tudo.

Um fetiche masculino que se você não tiver, provavelmente ficará chocado com quem tem

A gente cresce ouvindo que o maior fetiche masculino é ver uma mulher transando com outra, ou até mesmo muitas mulheres se atracando umas com as outras e o machão alfa lá na boa, comendo todo mundo e enchendo o bucho (ou seria "esvaziando o bicho?"), porém, quando o fetiche é ver a mulher pulando na plantação de mandioca de outros machos, muita mulher se assusta: como assim ele quer me ver transando com outro homem? Que tipo de cabra mais frouxo é esse? Agora ele inventou de me dividir? Será que é porque ele não me ama mais? Ou será que é porque ele é biba e na verdade quer é que comam o furiquinho dele?!

Perguntas como essas e mil outras tantas vão brotar na cabeça da maior parte das mulheres que ouvir de seu homem que ele tem esse fetiche. Sendo assim, é de fundamental importância que o homem entenda o que se passa na cabeça feminina antes de tomar qualquer tipo de providência e tentar negociar esse fetiche com ela.

Não sei se você sabe disso, mas um dos desejos que mais cresce entre os homens é a vontade de ver a própria mulher transando com outro homem. Se você é um desses fetichistas, bolei um texto exclusivamente para você. Se você não é e acha essa prática um absurdo, coisa de "corno manso", eu deixo você ler de curioso mesmo, afinal de contas, esse é um assunto no mínimo curioso, não é mesmo?!

Neste texto, não vou debater sobre a orientação sexual do fetichista, até porque acredito que esse gosto funciona na mesma lógica do texto sobre inversão e sobre homens que gostam de usar calcinhas femininas: eles não são necessariamente gays por conta disso.

Porém, o lado ruim dessa história é que talvez esse argumento não seja suficientemente convincente para a sua mulher e tem grandes chances dela não ser tão mente aberta assim: não sabemos nada sobre a criação dela, se ela é machista, conservadora, qual religião tem e nem se admira o sexo estilo papai e mamãe como única forma de amor. Sendo assim, é bom que você continue lendo este texto.

Antes de tudo, você tem que entender que é difícil para uma mulher que, querendo ou não, foi criada em um mundo machista que pregou durante décadas que dois galos não se bicam, entender que o maridão quer dividir o galinheiro com outros galos. Depois que, para a mulher, é difícil lidar com a possibilidade de dividir um momento tão íntimo com outro alguém.

A propósito, esse negócio de não se sentir bem em dividir as intimidades "mais negras e polêmicas" é cultural da mulher, que em geral quer pagar "de santa", de "contida", quase nunca de safada (digo quase nunca porque sabemos que as coisas estão mudando gradualmente, mas ainda não mudaram completamente a ponto de abarcar o geral das mulheres, que querendo ou não, ainda são em grande maioria conservadoras).

Em geral, uma fêmea gosta de se exibir para outros machos para saber que é atraente. Ela gosta que olhe (mas não comer com os olhos estilo taradão maníaco do parque, porque isso assusta e é nojento), mas deixar tocar e comer são outros quinhentos e nem todas se sentiriam bem nessa situação. Mamãe já dizia que respeito é bom e conserva os dentes e é isso que toda mulher quer independentemente de seus gostos pessoais: respeito.

A gente gosta de ser admirada, sabe? E sabe-se lá se esse exibicionismo não tem a ver com as nossas antepassadas que faziam de tudo para conseguir um casamento, mas a petequinha de verdade o homem tinha que ralar bastante para conseguir, rsrs!

Em geral, a mulher gosta que o homem a admire e isso não quer dizer que ela queira abrir as pernas para ele, ou até mesmo queira beijá-lo. Assim, não adianta

Enfatizo mais uma vez algo que muitos homens não entendem: o gosto por ser olhada e admirada jamais pode ser confundindo com a vontade de ser tocada e comida.

ficar todo alegrinho caso a sua mulher goste de chamar a atenção ou fique muito feliz sempre que um homem a elogia como mulher, porque isso não significa que será mais fácil para você realizar esse fetiche. Não confunda esse exibicionismo com querer dividir a cama com outro(s). Compreenda essa diferença e seguimos com a conversa...

Se a sua mulher habita esse mundo machista há décadas, tirando as exceções, é difícil fazer com que ela se sinta confortável e até mesmo se convença de que você realmente quer vê-la transando com outro homem e, mais do que isso, de que ela talvez também possa desejar isso.

Sem contar que, em paralelo a isso, é difícil para essa mulher tirar as pulguinhas que a mãe e a sociedade sempre colocaram na cabeça dela ao falar que homem gosta de moça direita. E transar com outro homem definitivamente não é algo que as mulheres aprenderam como característica típica de uma moça para casar.

Veja bem, provavelmente ela nunca pensou nessa possibilidade, e se ela nunca pensou, teoricamente é porque ela nunca quis e é justamente aí que entra a primeira regra do jogo: paciência, muita paciência para fazê-la digerir um fetiche que muitas vezes ela nem sabia que existia (sério, eu mesma só fiquei sabendo que isso existe depois do meu blog. Antes disso eu pensava que isso existia tanto quanto existem unicórnios!).

Sem contar que tem mulher que acha que propor esse fetiche não passa de um blefe, de um teste do homem para ver se ela o trairia com outro homem e pegá-la no flagra: "Ahá! Finalmente você assumiu que não sente desejo apenas por mim, né, vagaba?!". Sem contar a mulher que tem medo de aceitar e depois ser tachada de cachorra e bandidona por isso. Ou pior: nem ser chamada disso, mas se sentir isso!

E cá para nós, nesse mundo em que vivemos, um dos adjetivos que as mulheres mais tem horror de ser chamada é de "puta" (só na cama e olhe lá, jamais no social!). Elas acham que nenhum homem respeita as putas, e se elas acreditam nisso, é um passo a mais para não ceder ao seu fetiche (a propósito, você já leu o texto deste livro intitulado "Por que é tão difícil encontrar uma mulher puta na cama e dama na sociedade?", se ainda não leu, corra e leia que ele ajudará ainda mais com essa parte).

Ela tem que entender que, fora você ter realmente esse fetiche, depois do ato você não vai abandoná-la e nem julgá-la por isso.

Só um parêntesis: na minha experiência posso afirmar que, ainda que tenha muito homem que realizou esse fetiche e gostou, tem outros tantos que se arrependeram profundamente depois que fizeram, seja porque se sentiram mal na hora e viram que não era bem o que eles esperavam, ou até mesmo porque literalmente perderam a mulher para "o outro"!

Só para contextualizar, vamos a um caso: uma vez apareceu um homem no meu blog que disse que, depois de enfim conseguir realizar esse fetiche, a mulher dele acabou "gamando" no outro integrante e ele se sentiu completamente frustrado por isso, se sentindo literalmente o "NÃO pica das galáxias!".

De acordo com ele, a mulher começou a se mostrar cada vez mais indisponível para o sexo, porém, quando "o outro" aparecia na casa do casal, ela já estava lá toda ligadona no 220v e de prontidão, em plena seduzência para cima do camarada.

E é aqui que entram outras dicas fundamentais: primeiro, reflita muito se é realmente isso que você quer e analise friamente todas as chances de você se arrepender depois. Sei que o tesão do fetiche tende a emburrecer a sua mente e fazer com que você queira isso a qualquer custo que nem viciado em doce que não sossega enquanto não comer um brigadeirinho, porém, tente se acalmar e ser racional para depois não morrer de indigestão por isso.

Tão importante quanto isso é pensar na questão subsequente a isso: SERÁ QUE O MEU FETICHE É O DELA? Pensemos que, a princípio, o seu desejo não é o dela e se você a ama (e até mesmo se não amasse) acredito que no fim você não gostaria de vê-la constrangida e se sentindo mal durante o sexo, que é para ser algo bacana, certo?

Pare e pense milhares de vezes: é realmente isso que eu quero? E mais do que isso: ainda que eu queira, será que o fetiche vale a pena?

Você não vai querer uma mulher com ódio mortal de você, nem tomando antidepressivos e gastando as meias com psiquiatras por sua causa, certo? Você tem que cuidar não só da sua integridade e vontade, mas também da dela e isso não precisa ser porque você a ama: é porque ela é um ser humano e tem suas dores como qualquer outro.

Passados todos esses poréns e supondo que no fim você acredita que de fato ela tem todo o perfil para realizar esse fetiche e que ela só precisa de um empurrãozinho, (não é forçar a barra, ok? Seja um bom garoto e use o bom senso que a mamãe ensinou!), vamos a algumas dicas:

Primeiramente, faça-a acreditar que você realmente se sentiria feliz vendo-a transar com outro: Não basta apenas falar sobre o seu desejo, você tem que provar que você realmente quer e isso só acontece com atitudes. Quando você ver alguém olhando para ela, VOCÊ PODE COMEÇAR COM COMENTÁRIOS DO TIPO: "OLHA SÓ COMO AQUELE CARA OLHA PARA VOCÊ, ADORO VER UM HOMEM TE DESEJANDO", de forma a passar a ideia de que você realmente gosta disso, ao mesmo tempo em que você a faria se sentir cada vez mais desejada. Mas ATENÇÃO: fale isso de uma maneira que não a deixe constrangida, e nem forçada a nada. Faça tudo da forma mais natural possível, como se vocês fossem dois amigos. Se ela sentir um ar meio taradão psicopata em você, já era, ela vai broxar com esse assunto e adeus investimento. Não se esqueça: naturalidade é a palavra chave e mulher – ou melhor, ser humano nenhum – gosta de se sentir pressionado. Se houver pressão, a pessoa tende a fugir e não a ficar com você, nunca se esqueça disso.

Não sei se isso o deixa feliz, mas provavelmente há pelo menos um homem que apareceu na vida dela desde a época de adolescente e que ela morreu de tesão, mas nunca concretizou o ato!: Tentar descobrir quem é o carinha, ajudará muito, vai que ele acaba sendo o outro parceiro em potencial?! Só cuidado para depois não ter crise de ciúmes e ficar jogando na cara dela que ela não tem tesão por você e que ela é uma vagaba que fica pensando em outros. Se você quer esse fetiche, tenha maturidade o bastante para quem sabe descobrir que não é só você que habita os sonhos eróticos dela. Não precisa dizer que, ao optar por esse fetiche, você precisa confiar muito no seu taco e não ter medo de ser trocado por um Ricardão, e mais do que isso, você tem que deixá-la gozar!!! Parece piada essa parte, mas não é. Tem muito homem que quer que a mulher transe com outro, mas não quer que ela goze, não quer que ela se divirta e isso é um absurdo! Se vocês vão descer para o play, os dois tem que brincar, certo?! Sendo assim, se prepare para a possibilidade da sua mulher gostar, gozar, e muito! Se você não quer isso e quer que apenas você se divirta, o conselho é: tome vergonha na cara, ela não é seu objeto, mas sim sua mulher e merece ser tão feliz quanto você. Mulher nenhuma merece realizar um fetiche e não poder nem fazer cara de quem está gostando com medo do maridão brigar. Isso seria como comer brigadeiro sem ter paladar. Que graça, hein? Eu não sei, mas se um homem exigisse que eu fosse uma boneca inflável que não sente nada eu ficaria com raiva dele, e inclusive me sentiria estuprada ao fazer sexo contra a minha vontade. Sim, porque fazer sexo sabendo que não posso gozar e nem gostar é fazer sexo contra a minha vontade e apenas em obediência ao maridão. Sendo assim, ou ABRA A SUA CABEÇA PARA A FELICIDADE DA SUA MULHER, OU ABANDONE ESSE FETICHE porque ninguém merece passar por isso.

Outra dica é você tentar criar um ambiente agradável: Quem sabe já "pré-combinar" algo interessante com uma pessoa que ela acha atraente e marcar um encontro em um lugar que dê para ficar à vontade, mas que não tenha cara de motel (isso dá pressão na cabeça de muita gente, acredite!). Mas calma lá, danadinho: nada de já chegar lá peladão ou cheio dos produtos eróticos na mão. Faça esse encontro parecer o mais natural possível, ofereça uma bebida ou outra em caso de todo mundo ser maior de idade e saber beber sem dar vexame, e papo vai, papo vem, tudo vai acontecendo no seu tempo. Não se sinta pressionado e nem pressione ninguém a já fazer tudo no primeiro encontro: dê um passo de cada vez e marque quantos encontros forem necessários para todo mundo se sentir à vontade e se soltar. Não é só você que tem que estar preparado: todo mundo tem que estar preparado, inclusive o convidado de vocês. Se sua mulher estiver de acordo com o encontro (e é essencial que esteja), você pode pedir para ela ir bem cheirosa e provocativa, nada vulgar, apenas uma mulher linda e atraente para encher os olhos dos marmanjos. Tudo vai depender do tipo de mulher que você tem e ninguém melhor do que você para saber disso. Só não se esqueça de estar lindo também!!

Ainda que o encontro seja "natural entre amigos" e sem forçação de barra, é importante que você deixe o convidado por dentro desse seu fetiche: Assim, ele saberia do que você gosta ao mesmo tempo em que você o deixaria livre para recusar o encontro inclusive como amigo em caso dele se sentir desconfortável com o fato de ser uma possibilidade para o casal. Sem contar que isso também diminuiria as chances dele ter medo de "cantar a sua mulher e você não gostar". Afinal de contas, ele já estaria autorizado a isso e, ainda que ele possa se sentir mesmo assim um pouco acanhado, já seria meio caminho andado para ele dar um passo adiante.

Outro conselho que dou é que esse convidado não seja muito amigo de vocês: Se possível, não troquem nem telefone, nem confidências e inclusive nomes. Você não vai querer correr o risco dele contar suas intimidades para conhecidos em comum e nem que ele vire melhor amigo da sua esposa e depois ela queira transar apenas com ele, né? Saiba que, diferente dos homens, tem muita mulher que se apaixona fácil "pelo amante", mesmo que seja um "amante autorizado", então cuidado. É claro que nada nessa vida é garantido e realizar esse fetiche é sempre um risco, porém, podemos tentar diminuir as chances de dar besteira, certo?!

Por fim, nunca se esqueça de que mais do que mostrar para a sua mulher o quanto ela é linda, desejada e atraente, ela tem que se sentir amada: Ela não pode ter dúvidas do amor que você sente por ela e nem ter medo de que ela possa vir a perdê-lo por conta de uma aventura. Seja responsável o bastante para garantir que nada mudará entre vocês e que ninguém sairá machucado dessa história. E justamente por isso é necessário que ambos sintam muito amor um pelo outro, porque é o amor que dará a segurança e a cumplicidade entre o casal e consequentemente garantirá o conforto e a felicidade com o resto.

Boa sorte!

Você lê, lê e lê e fica se perguntando "Quando a Luiza irá enfim me dar umas dicas sobre sexo para eu saber mandar bem com umas gatinhas que tenho em vista por aí?". Parabéns, a sua hora chegou e o seu bilhete premiado do rei do sexo se encontra nas próximas páginas!

Não adianta negar, pelo menos uma vez na vida todo homem sonhou em ser o Pica das Galáxias, se é que não sonha até hoje. Sendo assim, vou dar umas dicas para vocês e que resumem basicamente o sonho de toda mulher na cama.

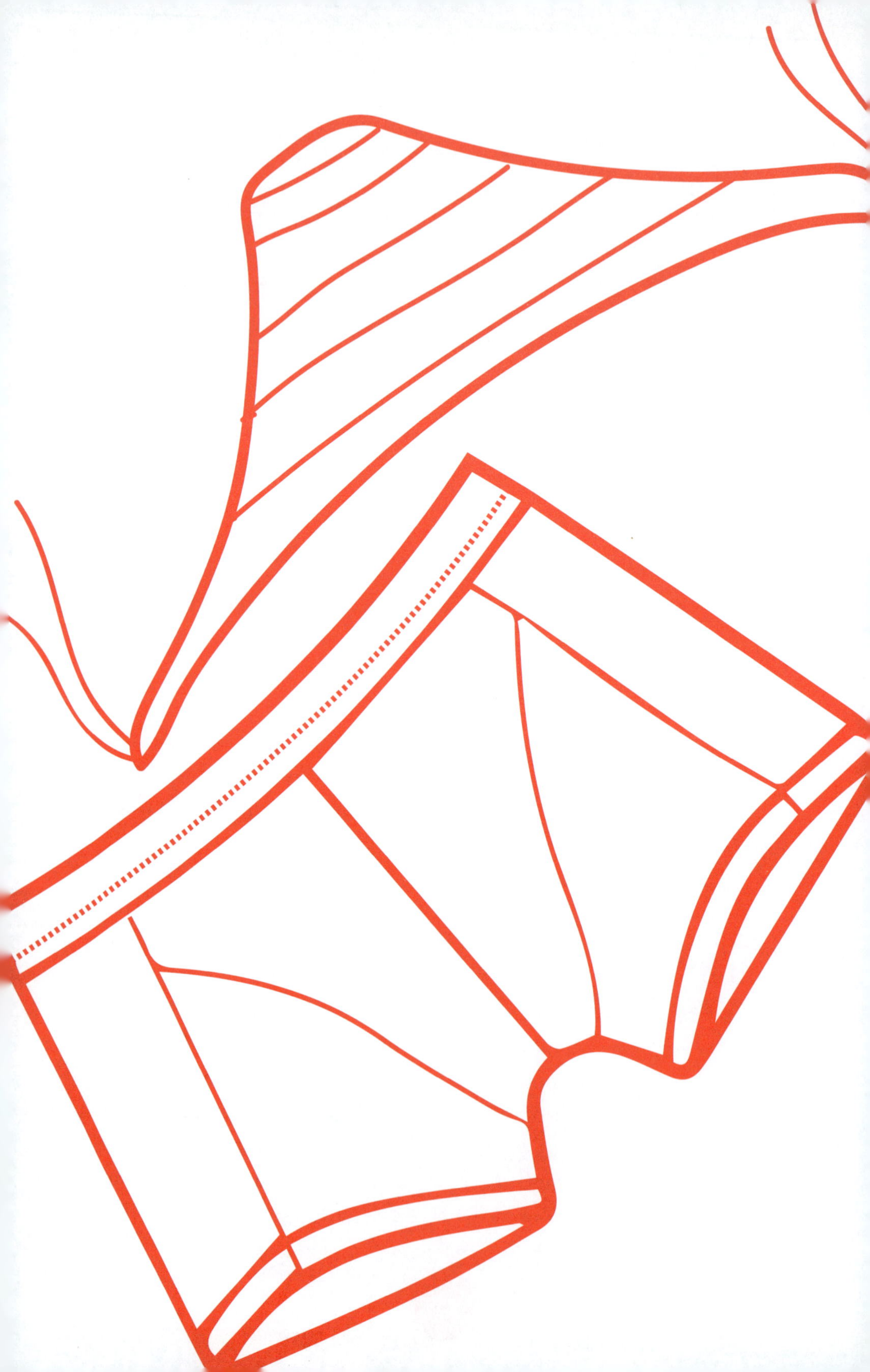

O que uma mulher espera de um homem na cama?

Não precisa ser sua mulher para você querer mandar bem. Tudo bem que toda pessoa tem seus fetiches e gostos pessoais, porém, na essência do prazer somos relativamente os mesmos. Pensando nisso, fiquei um tempo pensando em coisas que deixam qualquer mulher agradecida por terem encontrado um homem assim, e eis aqui os passos bases que ajudam a construir um homem bom de cama.

Preliminares: Ainda que muitos homens finjam que se esqueceram dessa parte, certamente a mulher não esquecerá. Não queira já começar com a rapidinha, porque ao contrário dos homens, nós mulheres gostamos de um incentivo contextual pré-sexo, no qual você pode dar uns beijinhos ou umas mordiscadinhas pelo corpo, falar umas bobeirinhas, apertar mais forte, e se for prendado dá para fazer até uma massagem corporal – coisa que é bom para ela, mas bom para você também que já pode ir tirando uma casquinha como quem não quer nada, rsrs.

Mas e o sexo oral?: Esse também funciona como uma ótima preliminar, mas tem alguns "poréns" nisso aí, ao contrário dos homens, não é toda mulher que gosta do tão famoso sexo oral. Muitas se sentem desconfortáveis e até mesmo envergonhadas de mostrar algo tão íntimo assim para os homens, ainda mais se for uma transa primária. Sem contar que se andaram um pouco pelas ruas já se sentem sujas, suadas e acham que o homem que chegar lá perto e cheirar irá desmaiar. Tem também as que acham que a depilação não está redondinha e completinha, e demais empecilhos que elas podem colocar apenas para não ver a sua boquinha lá. O bom disso tudo é que, caso você não tenha intimidade com a mulher e não saiba há quantas anda a saúde dela, você já se livrou de uma possível DST. Não é, não?

Romantismo para os íntimos que já se conhecem há algum tempo: Essa é polêmica!!! Até mesmo as mulheres mais duronas adorariam ouvir do homem que já está com ela há tempos um "eu te amo", ou qualquer outra frase que demonstre que ela é importante na vida dele. Mas diga isso só se você sentir mesmo, tá? Não vá fazer como muitos homens fazem por aí ao dar "o migué" só porque acha "que a mulherada pira em um romantismo" e depois deixar a mulher tristinha se sentindo enganada, né? Tenha compaixão alheia e bom senso. No mais, romantismo no sexo, e claro, desde que munido de um bom contexto, é tudo de bom! Lembrando que essa dica só vale para casais realmente íntimos, do contrário a mulher vai achar que você é carente E maluco em estar falando algo tão sério para alguém que você mal conheceu.

E quanto às putarias verbais?: Não são todas as mulheres que gostam de umas frases mais "pesadas", por assim dizer. Mas sinceramente? Ser chamada de palavras como gostosa é algo que ainda que pareça engraçado na "pedreiragem" do dia a dia, no íntimo muita mulher gosta e até acredita que é, coisa que é tudo de bom para ela se soltar e que pelo menos comigo funciona show de bola! De qualquer forma, se você chamá-la assim e ela não gostar (eu duvido que ela não vai ficar felizinha nem no íntimo dela rsrs), é só não chamar mais, até porque esse "erro" não é considerado grave. Só não diga palavras forçadas ou com medo, porque isso sim broxa! Só diga se você já tiver um certo talento para encarar "o cara do papo doce"...

Cuidado com as cuecas: Os homens adoram falar mal das tais calcinhas beges e "de vó", mas jogar as cuecas furadas no lixo que é bom ninguém joga! Nós também gostamos de cuecas bonitas! Não tem coisa mais brega do que homem de cueca cavada que parece até calcinha de mulher. Pode até ter mulher que gosta disso, mas não tem jeito:

a preferência nacional feminina são as cuecas boxers! E quanto à cor? Tudo bem que essa parte não é algo de extrema importância, mas as mulheres também gostam de ver cores que agradem aos olhos: preto e branco são cores que não tem erro. Quanto ao vermelho, ainda que tenham pesquisas que dizem que as mulheres adoram essa cor em cueca, eu não arriscaria e particularmente acho brega demais. Cueca de elefante eu não vou nem entrar em detalhes. Tem homem que se diverte e acha "super da hora" chegar lá com uma cueca de tromba. Mas sério, se um homem aparecesse assim na minha frente eu teria crise de riso e acharia uma das coisas mais toscas que já me mostraram na cama.

Por fim, tenha higiene: É claro que todo mundo gosta de gente limpa e cheirosa, mas é fato que as mulheres têm uma "chatice" ainda maior com essa parte, quanto mais limpo você estiver, melhor será para agradar não só o olfato dela, como aumentará absurdamente as suas chances de receber o seu tão sonhado sexo oral. Você pode não acreditar, mas muito homem não sabe limpar o peru. Na verdade, ele até acha que limpou, mas fica com aquele cheiro de meia suja sabe?

Sendo assim, algumas breves dicas para higienizar o seu peru (não ria porque isso é sério e você precisa aprender!):

1. Sabonetes íntimos não funcionam bem apenas nas mulheres, funcionam bem nos homens também. Se você comprar um de marca boa, você verá que o seu piu-piu ficará cheiroso por muito mais tempo do que se você só tivesse usado um sabonete comum. Bem, pelo menos rola isso com a minha pepeca e na de algumas amigas também. Cheiro de fubaca não muda muito da pepeca para o peru, então tenta aí!

2. Não se esqueça de lavar bem a cabecinha dele, bem naquela parte que fica uma pele em cima e que se você "não desce", fica difícil limpar. Use o seu peru se possível um pouco "duro" para que você possa limpar a cabecinha direitinho, porque é lá que costuma feder mais quando o homem está porquinho.

3. Tem também a depilação lá debaixo, que arrisco a dizer que a grande maior parte das mulheres prefere que lá esteja no mínimo podado. Eu particularmente prefiro raspado no zero mesmo! Sem contar que manter os pelos baixos dão ilusão de ótica e fazem o seu piu-piu parecer maior. Tudo de bom, né? Qual é o homem que não queria uns centímetros a mais? Diz aí?!

“Indo de abacate para coxinha”

Mudando um pouco de assunto e respondendo algo que muitos homens me perguntam. "Luiza, como chego em uma mulher no meio da rua?" Sabe como é né, é caminhando por aí que encontramos pessoas interessantíssimas e nada como falar disso nesta seção específica masculina!

Como chegar em uma mulher no meio da rua?!

É caminhando pelas ruas que às vezes nos deparamos com mulheres interessantes, aquelas de literalmente parar o trânsito – ou pelo menos o seu trânsito! O problema é que nessas horas há pouco tempo para pensar e muito para fazer. Pensando nisso, levantei algumas dicas práticas para você se virar nesse meio tempo:

Peça alguma informação: Essa é a melhor forma de garantir que a mulher viu você. Pergunte onde fica algum lugar, isso daria tempo suficiente para perceber se ela é tão interessante quanto parecia de longe (sim, às vezes a gente se confunde) e perceber se ela se mostra minimamente acessível e simpática em relação a você. É claro que você não fará uma pergunta que ela gastaria muito tempo respondendo, até porque nunca se sabe se ela teria todo esse tempo disponível, e também para ela não se chatear ou ficar com preguiça da situação. Pergunte algo que dure apenas o necessário para você fazer esses levantamentos gerais e ver como ela corresponde. Se ela não for muito simpática, nem precisa falar que não há muito o que fazer, ou que definitivamente ela não está com tempo para você. Com isso nem precisa ir para a segunda etapa.

Se ofereça para deixá-la no lugar que ela está indo: Se você ver que ela foi acessível a sua primeira investida, pergunte se você poderia acompanhá-la até o lugar que ela está indo, como forma de agradecer a gentileza que ela fez em dar a informação que você tanto precisava (sim, ela provavelmente perceberá que isso é desculpinha para ficar mais próximo dela, mas como é uma desculpa simpática e sutil, se for do interesse dela, ela fingirá que nem percebeu que isso era uma desculpa, e dará continuidade à conversa). Se ela não aceitar o seu convite, não insista porque certamente ela foi simpática ao dar informações por caráter pessoal, e infelizmente não por ter gostado de você como homem. Se ao contrário disso ela continuar se mostrando receptiva, isso contará como mais um ponto para saber que você pode dar o próximo passo.

Converse sobre coisas que tem a ver com o contexto do momento: Se por exemplo você não é da cidade, fale que você anda meio perdido, mas que tem gostado muito do local e das pessoas, que pretende conhecer ainda mais etc. Se você já for morador, fale algo como o fato de nunca ter andado por aquelas bandas. É claro que todos nós sabemos que isso é conversa boba de elevador, mas infelizmente a situação não deixa você perguntar coisas mais "úteis e íntimas", tal como se ela for comprometida (risos), porque isso poderia ser um tanto quanto invasivo em um primeiro momento.

Converse sobre ela: Se a caminhada de vocês sobreviveu até aqui, é hora da cartada final, pergunte se teria como ela dar algum e-mail ou telefone para contato. Tudo bem que perguntar isso às vezes dá vergonha, medo de levar um não, mas pense só: ou você faz isso e já fica sabendo logo se ela está a fim de vê-lo de novo, ou você nunca mais a verá na vida (ou continuará a vendo a distância). Assim, a escolha acaba sendo sua. Se ela passar o contato, torça para ela não ter passado o contato errado (risos), e ligue quando sentir que é a hora. Se você ligar e o telefone estiver certo, você tem 90% de chances dela realmente estar a fim de você. Assim, é só marcar um encontro para vocês se conhecerem melhor e ver se sai algo de bom daí.

Ah, se você tiver um cachorro também é legal, hein?! Já reparou que todo mundo que tem cachorro conversa com a rua inteira e que geralmente são as mulheres que mais ficam cheias de sorrisinhos para os bichinhos?!

Eu mesma tenho que me controlar para não me abrir toda e ir passando a mão naqueles cachorrinhos extremamente fofos que andam pelas ruas (eu sou tão oferecida da mão solta que quando era menor um Cocker quase arrancou o meu dedo fora quando fui tentar fazer carinho nele. Mamãe teve que ir lá desesperada conversar com a dona do cachorro e pedir a carteira de vacinação dele).

Enfim, se eu fosse solteira e o dono dele fosse interessante com certeza isso seria um facilitador para a conversa. Então fica a dica! Só não deixe seu bichinho morder sua musa porque seria muito broxante que o resto do encontro tivesse que ser em um hospital.

Você acha que não importa o quanto tente conquistar e se esforce, sempre fica enquadrado como amigo da sua musa? O próximo bônus é para você!!

Um esclarecimento sobre a *friendzone*

Depois de ter ouvido muito chororô, e até mesmo muito homem indignado sem entender por que nunca consegue ser algo a mais que não seja ser somente amigo daquela mulher maravilhosa que ele queria fazer tudo, menos conversar de amiguxo, vamos esclarecer um pouco mais o assunto e quem sabe entender melhor o que se passa na cabeça feminina.

É legal começar alertando que se você gosta de uma mulher, ficar amigo demais dela pode ser um tiro no próprio pé. Isso acontece porque ao estreitar os laços demais, pode acontecer de duas uma: ou você fica nessa posição porque ela nunca teve interesse que você subisse o grau, ou então ela até tinha interesse, mas vocês ficaram tão próximos que ela ficou com medo de arriscar algo mais íntimo e acabar perdendo a amizade.

Sei que isso parece desculpa esfarrapada para muita gente, mas pense só: todo mundo sabe que hoje em dia é raro um relacionamento dar certo. Por outro lado, uma amizade tem um prazo de validade muito maior. Assim fica até compreensível o medo da pessoa arriscar, não acha?

Entre uma amizade e um romance que eu nem sei se daria certo, eu ficaria com a primeira opção. Se a mulher não tiver com a periquita e o coração completamente ligados em você, para ela é muita amizade a perder em troca de uns beijos. Sem contar que depois que vira amigo, muita gente perde o charme inicial.

Explico essa última parte melhor: geralmente, depois que uma pessoa vira nossa amiga, nem sempre contamos e fazemos coisas muito agradáveis das quais poderíamos nos orgulhar perto dela, e que facilmente PODERIAM NOS REBAIXAR DE UM POTENCIAL AFFAIR PARA O NÍVEL DE AMIGO, QUE PODE SER INCLUSIVE UM AMIGO SEM NOÇÃO.

Eu mesma já fui a fim de um amigo, e inclusive comecei a ficar amiga dele só por causa disso (vocês achavam que só homem fica na *friendzone*, né? A interesseira haha), porém, o que aconteceu é que com o tempo fui descobrindo coisas que não me excitavam nem um pouco, tais como ver ele vomitando na minha frente de tão bêbado que estava, saber que ele tinha transado com metade da cidade (muitas sem camisinha!), que tinha sacaneado um milhão de mulheres, e mais tudo aquilo que só se conta para um amigo íntimo e que, desde que você não seja mulher de malandro, você broxa imediatamente.

O que quero dizer com isso é que, fora ter os riscos que citei no primeiro parágrafo, AMIZADE DEMAIS TAMBÉM PODE ACABAR COM A PAIXÃO. Justamente por isso seria importante cogitar a hipótese de, caso você já esteja na *friendzone*, maneirar no que fala e faz, a fim de evitar que a coisa feda para o seu lado.

No fim, isso não seria bem ser cínico, mas sim ter um pouco de estratégia e bom senso em saber que até para contar coisa desagradável tem hora. Se por exemplo você foi um comedor no passado, você não precisa omitir isso da pretendente, mas sim esperar a hora certa para contar em detrimento de simplesmente sair contando como se fosse papo de amiguinho de boteco e depois acabar tendo que pagar (caro?) por isso.

Assim, não fica difícil entender que o tal do amigão acaba entrando na TEORIA DA COMIDA DO RESTAURANTE, QUE DEPOIS QUE VOCÊ ENTROU NA COZINHA E SOUBE COMO FOI FEITA, VOCÊ NUNCA MAIS COME, OU ATÉ COME, MAS NÃO VIRA CLIENTE FIXO E FIEL.

Isso também serve de lição para quem não quer mentir ou omitir algo: PENSE BEM NO SEU PRESENTE, POIS ELE PODERÁ PREJUDICAR O SEU FUTURO COM UM POTENCIAL AFFAIR. Assim, cuidado que às vezes o passado vira sombra negra em você.

"Ah, mas eu só fiquei amigo dela porque essa era a minha única opção". Tudo bem, mas nisso acaba entrando não só o que disse acima em relação a MANEIRAR AO CONTAR A HISTÓRIA DA PARTE DESAGRADÁVEL DA SUA VIDA, como também o fato de que SE VOCÊ TENTOU

SER AMIGO PORQUE NÃO CONSEGUIU SER OUTRA COISA, PROVAVELMENTE FOI PORQUE VOCÊ DIFICILMENTE CONSEGUIRIA SER MAIS DO QUE ISSO MESMO!

Pode até haver uma pessoa ou outra que se apaixona pelo amigo, mas a grande maioria já sabe desde o começo se esse amigo teria potencial ou não para subir de grau. Tem muito homem que fica "amigo na segunda intenção", mas infelizmente a recíproca nem sempre é verdadeira, o que faz com que muitos fiquem como os bobos na parada, já que MUITAS VEZES A MULHER QUER APENAS UM OMBRO AMIGO PARA CHORAR, E NA PIOR DAS HIPÓTESES, ATÉ MESMO UM BOBINHO PARA ESPERAR NA FILA PARA QUANDO NINGUÉM MAIS QUISER ELA.

Se a atração demorou muito tempo para bater, certamente é porque não daria mesmo para misturar os elementos químicos, salvo o caso de pessoas que eram feias e ficaram bonitas (sim, parece fútil, mas tem que ser muito hipócrita para negar que beleza importa sim, e para muita gente), ficaram ricas (essa foi só uma brincadeirinha com um fundo de verdade para quem gosta de uma verdinha hahahaha), ficou incrivelmente legal e "macho" do nada, ou coisas do tipo.

Caso contrário, e se você não teve nenhuma mudança drástica e continua como amigo, relaxe que provavelmente você morrerá nessa situação. Você também pode rezar para que de um dia para o outro ela comece a ver em você um cara que ela nunca viu até então, esperança nunca é demais e milagres acontecem, mas ainda assim, O BOM SENSO DEVE SER O SEU MELHOR AMIGO NESSAS HORAS.

Quer mais dicas práticas sobre a *friendzone*? Listo aqui mais algumas pistas só por desencargo de consciência.

"Mas como saber se eu estou sendo enrolado?" Simples, se a pessoa resolver deixá-lo como "amigo" com direito a choramingo pelo ex e desabafos sobre atuais ficantes por mais de um ano (viu como fui boazinha e aumentei o tempo forçadamente para você ter certeza de que você está realmente na friendzone? haha), é porque provavelmente você valia mais como amigo do que como outra coisa e ela não quis arriscar. Sem contar que às vezes você jamais faria o tipo dela e pronto.

A indireta e o olhar: Certamente você já jogou alguma indireta para ver se ela estaria minimamente a fim de você (e se não tiver dado, dê!), e se ao fazer isso ela pareceu mais ter achado graça e olhou de um jeito que o fez ver que o pensamento que passa pela sua cabeça definitivamente não é o mesmo que se passa na dela, desencane. Se além de tudo isso ela nunca olha com aquele olhar que até os bobos entendem, esse fica sendo mais um ponto a menos para você.

Ela parece ter posse de você, às vezes parece ter ciúmes, mas pegar que é bom nada: A possessividade que algumas mulheres têm sobre os amigos faz muito homem se iludir e confundir as coisas, sem jamais entender que o que está em jogo muitas vezes é o ego dela em não querer dividi-lo com outras pessoas (ainda mais se for outra mulher), não o sentimento de romance. Se não for o caso de não querer perder o "pode chorar que eu estarei sempre com você", provavelmente se trata apenas de um "golpe da batata", e ela só quer cozinhar para na melhor das hipóteses ficar com você quando não tiver mais ninguém na lista ou a carência bater forte. Isso se um dia ela tiver coragem de ficar, porque AMIGO HOMEM PARA MUITAS MULHERES MAIS SE PARECE COM UM IRMÃO DO QUE COM QUALQUER OUTRA COISA (as amigas dos homens têm órgãos femininos, os amigos das mulheres muitas vezes nem órgãos têm! São tipo Eunucos, sabe?!). Enfim, é como se ela não quisesse, mas também não quer que você queira outra mulher porque aí ela perde o "fã". É basicamente isso e é claro que não são todas as mulheres que são assim com os amigos homens: só as sacanas!

Quais são os motivos que a faz ligar para você?: Essa parte eu acho que nem precisa explicar porque todo mundo sabe o que é papo de amiguinho, né?! Nesse papo você só é importante fazendo o seu papel de amigo, que envolve dar conselhos e demais dicas para coisas que nunca tem a ver com você e ela fazendo algo de homem e mulher, se é que você me entende...

O jeito que ela se veste: Isso não funciona para mulheres que são super produzidas e impecáveis 24 horas por dia, mas se a sua pretendente não é uma dessas, tente comparar o jeito que ela sai com você e o jeito que ela sai com os homens que ela tem interesse, e se surpreenda com o resultado. É claro que ela pode ser mais "tranquila" com você por já ter confiança etc., porém, não dá para negar que quando uma mulher quer seduzir, e sobretudo quando ainda "não fisgou o peixe", dificilmente ela baixaria o nível da produção (proporcional ao que ela se arruma no dia a dia, claro) caso não tivesse algum interesse em você.

MUITA INFORMAÇÃO PARA A SUA CABEÇA? ALGUMAS CRÍTICAS? UM TEXTO CONCLUSIVO PARA ESTE LIVRO

Aceitar bem as críticas é a melhor forma de ser feliz

Quem é que nunca ouviu aquele clichê básico de gente que diz que gosta mesmo é de gente sincera e que "a sinceridade tem que vir acima de tudo"? Porém, quem é que também nunca percebeu que muitas vezes, quando alguém decide ser sincero com essa mesma pessoa que diz adorar esse ideal, ela fica revoltada e indignada ao ouvir o que definitivamente não gostaria de ouvir? Isso quando ela nunca mais volta a olhar na cara do "sincerão", mesmo quando este está carregado de razão ou de no mínimo boas intenções.

Seria esse ideal de comportamento tão bem visto assim, ou seria apenas mais uma hipocrisia social que mais diz "seja sincero quando for para me elogiar ou concordar comigo, porque se for para falar algo ruim sobre mim, engula! Do contrário eu fico nervoso e você poderá prejudicar a nossa relação" do que qualquer outra coisa?

Triste ou não, a verdade é como todos nós sabemos de fato lidar com a sinceridade. NO FUNDO, MUITAS VEZES PREFERIMOS SER ARRUINADOS ATRAVÉS DE UM ELOGIO FALSO DO QUE SALVOS A PARTIR DE UMA CRÍTICA CONSTRUTIVA. Sabe como é, né? Temos aquela mania de pensar que o que dói na hora não é bom, enquanto que aquilo que dá um bem-estar instantâneo – mesmo que falso – é.

Isso seria como a lógica de comer sobremesa: na hora é uma delícia e essa momentaneidade já basta para muita gente não trocá-la por uma fruta, mesmo sabendo que mais tarde agradeceria caso tivesse trocado.

Ainda que doa, APRENDA A OUVIR AS CRÍTICAS DAS PESSOAS, E MAIS DO QUE ISSO: APRENDA A FILTRÁ-LAS. O sistema funciona de maneira simples: a pessoa quer dizer algo, ok, deixe ela falar e NÃO VEJA A DISCUSSÃO COMO UMA DISPUTA PELA RAZÃO. Depois que ela acabou, você para e pensa: "Isso é verdade?", "Eu posso tirar algum proveito nisso tudo?". Mesmo que a gente nem sempre admita externamente, no fundo sabemos quando o que é dito é uma verdade, mesmo que seja uma meia verdade. Se assim for, deixe doer por um instante, mas use isso para enriquecer o seu time.

Se você terá alguma vantagem após arrumar o fator criticado, por que não arrumá-lo e ficar ainda mais forte? Tenha certeza de que ainda que a crítica doa, a felicidade de ter se superado e ter dado um passo a mais na sua evolução vale mais do que qualquer coisa.

Mas será que realmente vale a pena levar a mal quem diz uma verdade? É claro que na hora da crítica é difícil ficar feliz pelo simples fato de que, muitas vezes, saber a verdade dói, e dói muito.

Porém, nem por isso essa dor deve anular a nossa maturidade em saber avaliar as palavras que são ditas, para posteriormente usá-las a nosso favor. Não tenha dúvidas de que se você souber administrar o que foi dito, você irá muito mais adiante e será muito mais feliz, pois mais vale ficar triste na hora por uma verdade que pode ser consertada – ou pelo menos minimizada – ao ter tomado ciência dela, do que feliz por algo que simplesmente não é real e que prejudicará mais na frente.

Nem precisa falar que, no fim, mais doeria perder uma ótima oportunidade ou alguém querido, do que passar por cima de um orgulho que só estagnaria a sua evolução pessoal.

Por outro lado, se esse "sincerão" disse algo que não procede, que é injusto ou até mesmo que você sentiu que foi por pura maldade: descarte e não se deixe afetar por isso. Não há necessidade de ficar triste por algo que não é real, ou até mesmo ficar com raiva de quem disse isso.

Afinal de contas, do que adianta brigar ou chorar por algo que não procede, enquanto você perde tempo de ir atrás de transformações reais e que ajudarão a ser uma pessoa cada vez mais interessante de se ter por perto?

Lembre-se de que o fato de você não saber lidar com a verdade não anula a necessidade da mudança, e que se você não aprender por bem, acabará perdendo boas oportunidades e companhias ao ter ignorado a sua realidade.

Aprenda a fazer das críticas uma compra na farmácia: você pode até olhar tudo o que tem lá, prestar atenção e ler o rótulo, mas no fim, você levará apenas o necessário, ou o que pelo menos lhe convenceu como produto. Você não é obrigado a comprar tudo, mas para saber se você compra ou não, é necessário saber as informações do produto e ver até que ponto ele é benéfico para você. Ou será que você deixaria de comprar um remédio que faz bem só porque ele é amargo? Faça isso com as críticas e viva mais feliz.

Está na hora de me despedir de você: minha mãe já me espera para um café com um imenso pedaço de bolo de chocolate (deu vontade, eu sei, só quis ser cruel por esse momento kkk). Está servido(a)?!

Quem sabe um dia, ao vivo, possamos ter uma longa conversa acerca desses enormes paradoxos da vida que por vezes custo a entender. E aí, se a gente não se servir de chocolate e café – prazeres que gosto muito –, que seja de palavras, o que, diga-se de passagem, gosto muito também!

Na verdade, gosto tanto que por vezes morro de vergonha por não deixar os outros falarem. Sorte que o livro é escrito! Minha mente funciona rápido demais e por muitas vezes penso que essa é a grande cruz da minha vida, que me impede de dormir bem e relaxar em certos momentos.

Porém, se fui útil em pelo menos meia dúzia de palavras que escrevi por aqui, já me dou por satisfeita com o peso da minha cruz.

Espero que meu objetivo de que as pessoas possam finalmente ter relacionamentos mais saudáveis, bem como uma mente mais aberta em relação às possibilidades amorosas da vida, tenha sido atingido neste livro. Anseio igualmente que os temas selecionados tenham sido úteis para você, e quem sabe possam ser igualmente úteis para alguém que você conhece.

Também gostaria de dizer que não pretendo parar por aqui, gosto de sonhar que sou útil a alguém, se não for para ajudar, que seja para rir, entreter. Só para chorar que não pode ser: deixo essa parte para os velórios!

No mais, que este livro sirva para alguma coisa, que acalme, dê forças, choque, polemize, que você duvide, mas que faça pensar que há mais no mundo do que seus pais e seu seleto grupo de amigos fizeram você acreditar que existe.

Se algum assunto que foi abordado neste livro servir de estopim para que os outros cheguem em sua sabedoria própria – nem que para isso tenha que discordar de mim – já me dou por satisfeita e orgulhosa.

Aprendemos não apenas através de nossas atitudes falhas, mas também como bons observadores da vida alheia.

Obrigada pela companhia. Enquanto não lanço mais um livro, espero você nas redes sociais: a conversa nunca para por lá!

Um grande beijo e me prometa que será feliz hoje,
Luiza

Onde a conversa nunca para!

www.pergunteaumamulher.com

facebook.com/PergunteaumaMulher

twitter.com/PergunteaMulher
twitter.com/luizacosta2006

instagram.com/pergunteaumamulher/